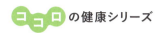ココロの健康シリーズ

# 本人も家族もラクになる
# 強迫症がわかる本

昭和大学名誉教授
**上島国利** 監修

**松田慶子** 著

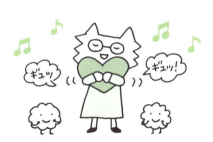

## 本書内容に関するお問い合わせについて

このたびは翔泳社の書籍をお買い上げいただき、誠にありがとうございます。弊社では、読者の皆様からのお問い合わせに適切に対応させていただくため、以下のガイドラインへのご協力をお願い致しております。下記項目をお読みいただき、手順に従ってお問い合わせください。

### ●ご質問される前に

弊社Webサイトの「正誤表」をご参照ください。これまでに判明した正誤や追加情報を掲載しています。

　　　正誤表　　　https://www.shoeisha.co.jp/book/errata/

### ●ご質問方法

弊社Webサイトの「刊行物Q&A」をご利用ください。

　　　刊行物Q&A　　https://www.shoeisha.co.jp/book/qa/

インターネットをご利用でない場合は、FAXまたは郵便にて、下記"翔泳社 愛読者サービスセンター"までお問い合わせください。
電話でのご質問は、お受けしておりません。

### ●回答について

回答は、ご質問いただいた手段によってご返事申し上げます。ご質問の内容によっては、回答に数日ないしはそれ以上の期間を要する場合があります。

### ●ご質問に際してのご注意

本書の対象を越えるもの、記述個所を特定されないもの、また読者固有の環境に起因するご質問等にはお答えできませんので、あらかじめご了承ください。

### ●郵便物送付先およびFAX番号

　　　送付先住所　　〒160-0006　東京都新宿区舟町5
　　　FAX番号　　　03-5362-3818
　　　宛先　　　　　（株）翔泳社 愛読者サービスセンター

### ●免責事項

※本書の内容は、2017年7月現在の法令等に基づいて記載しています。
※本書に記載されたURL等は予告なく変更される場合があります。
※本書の出版にあたっては正確な記述につとめましたが、著者や出版社などのいずれも、本書の内容に対してなんらかの保証をするものではなく、内容やサンプルに基づくいかなる運用結果に関してもいっさいの責任を負いません。
※本書に記載されている会社名、製品名はそれぞれ各社の商標および登録商標です。

## はじめに

　自分でも不合理で過剰、ばからしいと思う観念や行為から抜け出せず、それにより学業や社会生活、家庭生活に大きな支障をきたす強迫症の悩みは深刻かつ著しい苦悩、苦痛をもたらします。強迫症は従来、神経症（ノイローゼ）の1つとして分類され強迫神経症として古くより知られ、その病態解明の研究や治療上のさまざまな接近が重ねられてきました。しかし精神医学領域の他の疾患と同じように、なかなかその障害の成り立ちに関する確固たる証拠も得られず、長い期間にわたり患者、家族、治療者が悩まされてきました。

　最近は脳の科学的研究の進歩により、その本態にせまるような知見が得られ、それらに基づく研究により効果的な薬物も出現し、日常臨床で使われています。加えて、心理的な治療法の認知行動療法とくに曝露反応妨害療法は、持続的で良好な治療効果が期待されています。

　本書では、強迫症の概要をその歴史、成因、症状、治療などについて現在の精神医学研究が到達し得られている最新の知見を踏まえて、イラストや図を用いてわかりやすく解説しました。

　また、強迫症の方々と共に悩み苦しんでおられる家族への介入の方策を示し、円滑な家族機能が強迫症治療に重要な点も述べました。現在では、多くの医療機関で強迫症の治療が可能です。また強迫症関連疾患である醜形恐怖症、ためこみ症、抜毛症、皮膚むしり症などの解説も記載しました。

　本書が強迫症の理解とその対応のための指針となり、皆様方の苦痛の解消や医療機関へのアクセスのお役に立つことを心から願っています。

2017年7月
昭和大学名誉教授
上島国利

CONTENTS

はじめに……003
本書を読む前に……008

## PROLOGUE　こんな様子が見られたら強迫症かもしれません

【強迫症はこんな病気です1】ほかの人の汗や、つばが怖いAくんの例……010
【強迫症はこんな病気です2】人をひいてしまったイメージに悩むBさんの例……012
【強迫症はこんな病気です3】戸締りに時間がかかるCさんの例……014
2ステップでわかるその"こだわり""繰り返し"は強迫症？……016

**COLUMN1**　強迫症が気になる方へ　強迫症は人類共通の病気です……018

## PART 1　"とらわれ"から抜け出せない！ 強迫症とは

1　いきすぎた考えにとらわれる病気です……020
2　100人に1～2人は強迫症だといわれています……022
3　普通の生活ができないときは治療の対象になります……024
4　家族が病気に巻き込まれることがあります……026
5　強迫症からうつ病になる心配もありますが………028
6　強迫症の原因は1つではありません……030
7　【要因1】もともとの性格との関係は？……032
8　【要因2】脳機能と強迫症との関係とは？……034
9　【要因3】強迫症は遺伝するもの？……036
10　何がきっかけで発症するの？……038

**COLUMN2**　家族の方へ①　病気では？と思ったときに……040

# PART 2 強迫症のさまざまな症状

1 強迫症状とは、「強迫観念」と「強迫行為」のこと……042
2 「強迫観念」と「強迫行為」が悪循環を起こします……044
3 強迫症には、さまざまな症状があります……046
4 【症状 汚染に対する恐怖 ①】いくら洗っても汚れがとれない！……048
5 【症状 汚染に対する恐怖 ②】私のせいで病気になったら大変！……050
6 【症状 確認の繰り返し ①】何度確かめても不安になってしまう………052
7 【症状 確認の繰り返し ②】「大丈夫」だと言ってほしい！……054
8 【症状 加害者になる不安】誰にも危害を加えたくない！……056
9 【症状 数や言葉のこだわり】不吉な数字や言葉にとらわれる……058
10 【症状 "ピッタリ""スッキリ"の追求】あいまいなのは気持ちが悪い……060
11 【症状 動作がゆっくりにみえる】頭のなかで強迫行為を繰り返す……062
12 【症状 その他】家庭生活を壊してしまう症状も……064
13 【これも一種の強迫症 ①】自分を醜いと信じる醜形恐怖症……066
14 【これも一種の強迫症 ②】物を捨てられない、ためこみ症……068
15 【これも一種の強迫症 ③】毛や皮膚が気になる抜毛症・皮膚むしり症……070
16 強迫症と紛らわしい病気があります……072
17 子どもの強迫症をみてみましょう……074

**COLUMN3** 家族の方へ ② 強迫症では、こんな様子も……076

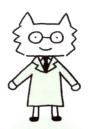

## PART 3 病院やクリニックでの治療

1 「つらい」と感じたら受診しましょう……078
2 病院やクリニックはどうやって選べばいいの？……080
3 症状が落ち着いている状態、「寛解」をめざしましょう……082
4 治療の柱は薬物療法と認知行動療法です……084
5 最初に医師との信頼関係を築きましょう……086
6 SSRIとはどういう薬でしょうか？……088
7 薬物療法はどのように進めるの？……090
8 精神科の薬は怖いって本当でしょうか？……092
9 薬物療法はどうやって終了するの？……094
10 子どもの薬物療法は、どのように進めるの？……096

**COLUMN4** 家族の方へ③ 本人が受診をしぶったときは……098

## PART 4 やる気がカンジン！ 認知行動療法

1 薬を使わない治療法、認知行動療法って？……100
2 認知行動療法の流れをみていきましょう……102
3 進め方と目的を理解しましょう……104
4 悪循環の図とはどういうものでしょうか……106
5 自分の悪循環を図にしてみましょう……108
6 治療の目標を設定します……110
7 曝露反応妨害法は「不安に反応しない」という治療法……112
8 時間が経てば不安は収まります……114
9 曝露反応妨害法で取り組む順番を決めましょう……116

10 曝露反応妨害法を行います……118
11 うまくいかないときは、原因を探します……120
12 曝露反応妨害法が向かない人の認知行動療法とは……122
13 子どもの認知行動療法の進め方とは……124
14 自分で曝露反応妨害法に挑戦してみましょう……126
15 そのほかの非薬物療法にはどのようなものがあるでしょう……128
16 回復期に無理は禁物です……130

**COLUMN5** 強迫症が気になる方へ
強迫症を描いた映画やドラマ、小説があります……132

# PART 5 家族や身近な人が強迫症だったら

1 家族も一緒に苦しんでいます！……134
2 やさしさが症状を悪化させてしまいます……136
3 家族はどのようなことを心がければいいのでしょうか……138
4 巻き込まれないためにはどうしたらいいでしょう……140
5 強迫行為には、どう対応したらいいでしょう……142
6 治療を支えるには、どうしたらいいでしょう……144
7 子どもの強迫症は、専門家に相談することが大切です……146
8 大人が連携し学校生活を支えましょう……148
9 仕事は辞めたほうがいいでしょうか……150
10 職場の強迫症の人をどう支えればいいでしょう……152

**COLUMN6** 就職を考えている方へ　ゆっくり歩みを進めましょう……154

**ふろく：強迫症の自己チェックリスト／主な相談先リスト**……156

##  本書を読む前に

　ココロの病気の人のなかには、文章を読むのが苦手という人がいます。なかなか集中できなかったり、「きちんと理解しなければ」と考えすぎて、1行ごとに立ち止まってしまったり…。そもそも本を読むのがおっくうだという人もいるでしょう。

　この本は、できるだけわかりやすい言葉でまとめていますが、それでも読むことを負担に感じてしまう人もいるかもしれません。
　完全に理解しようと思わなくてもいいのです。左ページだけ読んでもいいし、タイトルだけ眺めてもOK。「何となくこんなことが書かれてあるな」とわかったら十分です。

　気になる箇所があったら、調子のいいときにそこだけ読むとか、家族に代わりに読んでもらうという方法もあるのですから。
気楽に構えて、休み休み読んでください。

PROLOGUE

# こんな様子が見られたら強迫症かもしれません

この本を手にとったということは、あなた自身や身近な人で、
「あれ？ おかしいな」と思うことがあったのではないでしょうか。
まずはあなたの「おかしいな」が、
強迫症なのかどうか、
モデルとチェック表をとおして考えていきましょう。

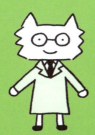
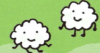

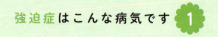

強迫症はこんな病気です ①

# ほかの人の汗や、つばが怖い<br>Ａくんの例

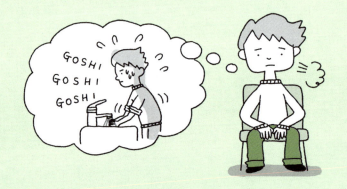

　大学生のＡくんは、外出が苦手です。

　道路や駅、大学の床、ドアノブ、手すり、椅子、いたるところに見知らぬ人の汗やつば、排泄物がくっついていて、触れるとそれらに潜んでいるバイ菌に汚染されてしまう…。そう感じられるからです。

　外出先でトイレを使うなんて、もってのほか。エスカレーターでも電車内でも、手すりやつり革につかまりたくないので、足を踏ん張り続けます。

帰宅後は洗面所に直行し、念入りに手を洗います。
　以前は石けんで一通り洗えば気が済んだのですが、大学に通い始めてから徐々に時間が長くなり、今は、洗って消毒液をつけてまた洗うという動作を何十分も繰り返すことがルーティンになりました。おかげで手はいつもカサカサ。白く粉がふいたようになっています。
　外出のたびにこの調子なので、しだいに出かけるのが苦痛になりました。なんとか大学には行くものの、買い物や遊びのために出かけることは、めったにありません。

　ある日、駅に向かっていたときのこと。すぐ前を歩いていた男性が、道路につばを吐き捨てたのです。それを目の当たりにしたAくんの頭に広がったのは、唾液からバイ菌が飛んできて、自分の頬にくっつく光景でした。
「もうダメだ!」
　Aくんは、パニックです。
　走って家に戻り、急いで顔を洗っても、体のなかにバイ菌がじわじわ浸み込んでいくイメージが頭から去りません。

　消毒液まで使って顔を洗い続ける息子を、両親は不安げに見ています。頭の隅っこには「何やってるんだろう、オレ」と呆れている自分もいます。
「病院に行ったほうがいいのかな」
　1時間後、鏡のなかの赤く擦れた頬を見ながらAくんは考えました。

## 強迫症はこんな病気です ❷

# 人をひいてしまったイメージに悩む Bさんの例

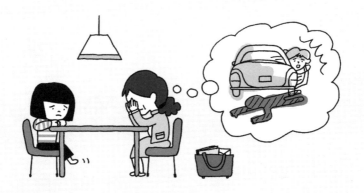

　Bさんは40代のワーキングママです。

　職場では多くの後輩に頼りにされ、家庭では家事にも育児にも手を抜かない、"デキる女"のBさんですが、実は大きな悩みを抱えています。

　それは、自動車の運転中に、「誰かをひいてしまったかもしれない」という考えが頭のなかにわき上がることです。

Bさんは毎朝、最寄り駅まで自分で車を運転して出勤します。その道中で歩行者を追い抜くと、「ひいてしまったのではないか」という不安が生まれ、焦燥感から確かめずにはいられなくなります。
　実際は、ぶつかった衝撃も感じていないし、バックミラーで見ても倒れている人はいません。それでも「ひいた気がする」「このままではひき逃げになる」という焦りがむくむくと膨らみ、Uターンしてそこまで戻り、車からおりて確認しないと気が済まないのです。
　やっかいなことに、1回確認しても、発車後間もなく「さっき、ちゃんと確認できた？」と不安になり、戻って確認しなければ収まりません。

　きっかけは5年ほど前、運転中に何か硬いものをひいたような感じがしたことだとBさんは考えています。そのときは何もひいてはいませんでしたが、以来、運転が慎重になり、ひんぱんに「ひいたのではないか」「確認したい」と思うようになって、今では車で15分の距離に1時間近くかかるようになりました。出勤はいつもギリギリ。会社に着くころにはぐったり疲れています。

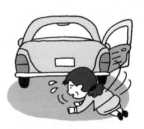

　これは強迫症という病気らしいと、何かで読んで知っていますが、自分は病院に行くまでもないと考えています。それどころか、人目を引かないよう、さり気なく確認しているので、誰からも気づかれていないと思っていました。しかし夫はBさんの異常に気づいていたようです。「病院に行ったほうがいいんじゃないか」と言われました。

強迫症はこんな病気です ③

# 戸締りに時間がかかる Cさんの例

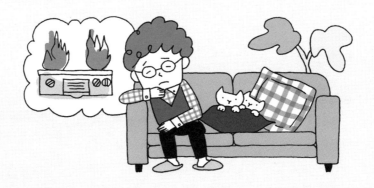

外出するときに、火の元や戸締りが気になるのは当たり前のこと。
でもCさんは、気にしすぎて外出もままならなくなりました。

Cさんは30代のグラフィックデザイナーです。
ネコと一緒にマンションで暮らしています。

もともと慎重な性格で、外出時にはマンションの階段を下りかけては戻り、玄関の施錠を確認するということが、ときどきありました。

7〜8年前から、1回の確認だけでは自信がもてず、階段を下りては戻るという行動を何度も繰り返すようになってしまいました。
　さらに、あるときテレビで火事のニュースを見て以来、今度はガスの元栓が閉まっているか、エアコンはオフになっているか、電化製品のプラグは抜けているかということも、何度も確認しなくては気が済まなくなってしまったのです。

　Cさんの確認の手順はこうです。雑念を払い、気持ちを込めて、ガスの元栓を開けて閉めて開けて閉めて…。5回繰り返し、最後にしっかり閉める。途中、周囲の物音に気を逸らされたり、ふと気を抜いて「何回やったっけ？」と確証がもてなかったりすると、最初からやり直し。「ちゃんと出来た」と頭に刻み込まれないとダメなのです。プラグや鍵も同様に確認。手順どおりにしないと、火事になったり泥棒が入ったりする映像が頭に浮かび、怖くて出かけられません。

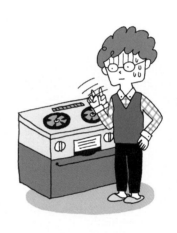

　こんな調子で家を出るのに何十分とかかってしまうので、最近は外出がおっくうになりました。
　Cさんは普段は自宅で仕事をしており、ほとんどの用は電子メールで済ますことができます。ほしいものはネット通販で買うか、母親に電車に乗って届けてもらいます。不便ではあるものの、この調子でなんとか生活をし続けるしかない。そうCさんは考えていましたが、母親に「病院に行って」と言われました。

PROLOGUE

# 2ステップでわかる その "こだわり" "繰り返し" は強迫症？

## ステップ 1

**次の7項目で当てはまるものはありませんか？**

1. 汚いものに触れたから病気になりそうだ、または自分が汚いせいで誰かに病気をうつしてしまいそうだという考えが繰り返し頭に浮かび、手洗いや体の洗浄、トイレや浴室、ドアノブなどの生活空間の掃除をやめられなくなる。

2. 自分の不注意のせいで、家や会社が火事になったり泥棒が入ったり、誰かに危害や損失を与えたりするイメージが頭に浮かび、火の元や戸締り、運転中の周囲の確認、文書や電子メールの確認などに非常に時間がかかる。

3. 自分がうっかりしていたせいで、大事なことを見落としたり聞き逃したりした気がするので、何度も聞き直したり見直したり、確かめたりする。

## ステップ 2

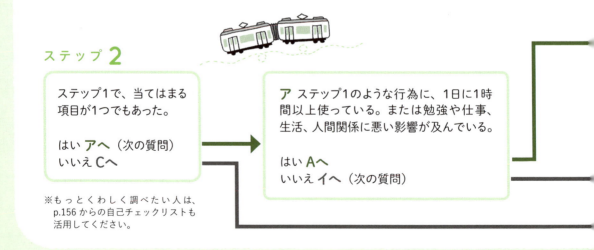

ステップ1で、当てはまる項目が1つでもあった。

はい **ア**へ（次の質問）
いいえ **C**へ

※もっとくわしく調べたい人は、p.156からの自己チェックリストも活用してください。

**ア** ステップ1のような行為に、1日に1時間以上使っている。または勉強や仕事、生活、人間関係に悪い影響が及んでいる。

はい **A**へ
いいえ **イ**へ（次の質問）

# 自分や身近な人について、チェックしてみましょう

4．衝動的に、言ってはいけないことを言ったり、書いたり、不道徳なことをしたりしそうでとてもつらい。そのため、一生懸命に自分を抑え込もうとしたり、そんなシチュエーションにならないように、自分の行動を制限する。

5．縁起の悪い数字や言葉、色、物を見たり聞いたり使ったり、縁起の悪い場所に行ったりすると、悪いことが起こりそうで怖い。そのため、自分なりのやり方でおまじないをしたり「大丈夫」とつぶやいたり、好きな数字になるように調節したりする。

6．日常の行動に自分なりのこだわりがあり、そのとおりにしなくてはいけないと考えて動けなくなる。

7．整然としていないものを見ると不快感がこみ上げてきて、過剰なほど念入りに整頓せずにはいられない。

※1～7のうち当てはまる項目が1つでもあった人は、ステップ2へ。

**イ** あなたのステップ1のような行為について、あなた自身が困っている。または身近な人に、「困っている」「病院に行ってほしい」と言われたことがある。

はい A へ
いいえ B へ

**A** 強迫症の可能性があります。一度、専門家に相談を。

**B** 強迫症になりやすいタイプかもしれません。日常生活に支障が出たり、困ったりしたら専門家に相談を。

**C** 強迫症の心配はなさそうです。

COLUMN 1

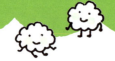

強迫症が気になる方へ

## 強迫症は人類共通の病気です

　強迫症は、情報化社会、競争社会のストレスが生み出した、「現代病」というイメージを抱いている人は多いのではないでしょうか。なかには病気になってしまったことを、「現代社会についていけない証し」といったとらえ方をしている人もいるようです。

　実は強迫症は、地域や文化、民族にかかわりなく、世界中で同じように見られる病気だといわれています。16世紀の文献にも記載されているほど。強迫症は、人類共通の病気なのです。現代社会に適応できないことを示すサインではありません。

　そんな強迫症の治療方法が、ここ20～30年で大きく進歩しました。古今東西、強迫症に悩む人は大勢いますが、現代人であり、特に誰もが医療機関にアクセスしやすい日本人は、強迫症を克服するチャンスに恵まれている国民といえるのではないでしょうか。

# PART 1

# "とらわれ"から抜け出せない！
# 強迫症とは

手を洗い続ける、戸締りを確認し続ける…。
こんな行為に毎日何時間も費やしてしまう強迫症は、
本人にとっても家族にとっても苦しい病気です。
でも、実は決して稀な病気ではありません。
病気を正しく知ることから始めましょう。

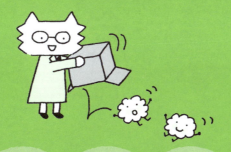

PART1 "とらわれ"から抜け出せない！ 強迫症とは

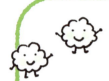

# いきすぎた考えに とらわれる病気です

「心配なことは完璧に解消しなくてはダメだ」
「悪いことが起こらないよう絶対に手を抜いてはいけない」。
そういった考えが頭を占め、
延々と同じ行為を繰り返したり同じことを考え続けたり…。
こんな状況がたびたび起こるなら、
強迫症という病気かもしれません。

> 今は不安でいっぱい
> でも、病気を理解す
> ることで気持ちが軽く
> なっていきますよ。

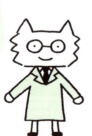

## 「～しなくては」という考えに支配される病気です

　強迫症は、しつこく浮かぶ**無茶で理屈に合わない、いきすぎた考えやイメージ、または衝動に、頭のなかや行動が支配されてしまう病気**です。
　例えば、「病気になると怖いから、完璧に手を洗わなくては」という考えに支配されて、何十分も手を洗い続けたり、「靴がきちんと揃っていないと気持ちが悪い」「まだまだだ」という衝動に突き動かされて、何時間も靴を揃え続けたり…。頭の片隅では「ばかばかしいことをしているな」と感じているものの、文字どおり強く迫ってくる考えに逆らうことはとてもむずかしく、いわれるままに行動することで、仕事や勉強、生活の時間を奪われたり疲れ果ててしまったり。苦しい思いを抱えてしまうのです。

## 「とらわれの病」とも呼ばれています

　どんな考えにとらわれるかは、人それぞれ。でも、何かにとらわれていることは共通しているため、強迫症は「とらわれの病」とも呼ばれます。
　かつては神経症（ノイローゼ）の一種と考えられ、強迫神経症という病名でした。その後、神経症とは違うものだとされ、強迫性障害と呼ばれるようになりましたが、近年は「障害」という言葉を避け、シンプルに強迫症と呼ばれるようになりつつあります。英語では Obsessive-Compulsive Disorder（とりつかれたように、それをせずにはいられない病気という意味）。略して **OCD と呼ばれます。**

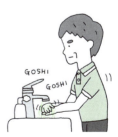

PART1　"とらわれ"から抜け出せない！　強迫症とは

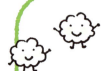

# 100人に1〜2人は強迫症だといわれています

ココロの病気には、熱や咳のような症状がないため、
「こんなにつらいのに誰かに話してもわかってもらえないだろう」
と思ってしまいがち。
でも、日本にはおよそ130万人弱もの強迫症の人がいると
推定されています。
社会の理解も少しずつ進んでいます。

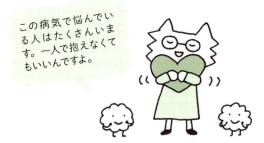

この病気で悩んでいる人はたくさんいます。一人で抱えなくてもいいんですよ。

## 強迫症の人は意外に多くいます

「こんなおかしなことをしているのは、自分だけかも」「どうしてうちの子だけが…」。そう孤立感を抱えている人はいませんか。

実は強迫症の有病率（病気の人の割合）は1〜2％、つまり、**50〜100人に1人が強迫症**になると考えられています。日本の総人口に当てはめると、130万人弱にのぼるという計算に。これは決して少ない数ではありません。生涯有病率（一生のうちに病気を経験する人の割合）は、1〜4％になるという推計もあります。

## 小・中・高校時代に悩み始める子どもたちも

発症年齢をみると18歳以下が過半数を占め、なかでも10歳前後に1つのピークがあるという調査があります。**小学校中学年や中・高校時代に、強迫症に悩み始める子どもは多い**ようです。思春期に入り、集団のなかで自分とは違う価値観やモラルを目の当たりにし、生じた葛藤が発症にかかわっているのかもしれません。「小学校高学年では、1クラスに1人くらいの割合で、強迫症になりやすいタイプの児童がいる」と指摘する専門家もいます。そんな子どもの強迫症に早く対応するためにも、多くの人に、この病気に関心を寄せてほしいものです。

18歳を過ぎて発症する人をみると、21歳前後にも1つのピークがあるとされます。男性と女性を比べると、男性は10代で発症する人が多いのに対し、女性はそれより遅い時期の発症が多いようです。

PART1 "とらわれ"から抜け出せない！ 強迫症とは

# 3

# 普通の生活ができないときは治療の対象になります

手洗いの時間が長くても、戸締りに時間がかかっても、
本人や家族が困っていないなら問題はありません。
でも、１つの行為にかかる時間が長くなり、
普通の生活を送ることがむずかしくなって困っているなら…。
その場合は治療の対象になります。

本人や家族がつらいなら、ＳＯＳを発信してもいいのです。ラクになる近道ですよ。

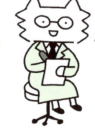

## "きれい好き"や"心配性"とはどう違うのでしょうか

　念入りに手を洗ったり戸締りを確認したり、靴をていねいに揃えたりすること自体は、本来はいいこと、正しいことです。
　ではそんな"きれい好き"や"心配性"と強迫症の違いは何でしょうか。
　ひと言でいうと**日常生活が邪魔され、困っているかどうか**です。
　強迫症のほとんどの人は、「変なことをしている」「やりすぎだ」という自覚があるものの、不安や不快感、恐怖から自分では行為をやめられないといいます。なかには自分のしていることを変だとは考えていない人もいますが、誰かが無理にやめさせようとすると、やはり強烈な不安や不快感を抱くといいます。
　そうして強迫された行為に時間を費やします。例えばトイレに行くたびに何十分も手を洗わなくてはいけないとなると、洗うという行為そのものに疲れ、苦痛を覚えてしまううえに、時間も奪われ、普通の生活を送ることが困難になってしまいます。こうなると、"きれい好き"や"心配性"の範ちゅうを超えてしまい治療の対象になるのです。**1日に1時間以上、その行為に時間をとられていることも、病気と診断される目安**の1つです。

## 引きこもりになる心配も…

　実際に強迫症のなかには、入浴に5時間かけている、外出時の火の元、戸締まりの確認に3時間かけているという例が見られます。社会生活がむずかしくなり、引きこもりになってしまうケースもあるのです。

# PART1 "とらわれ"から抜け出せない！ 強迫症とは

# 家族が病気に巻き込まれることがあります

強迫症の人が家族に対して、
自分と同じように時間をかけて手を洗ってほしい、
自分の代わりにトイレを掃除してほしいなどと
頼むことは少なくありません。
これを「巻き込み」といいます。
それに応えようとして、疲れ切ってしまう家族の人は多くいます。

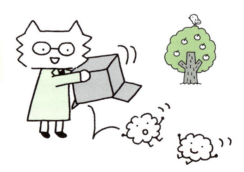

同じ屋根の下に住んでいるのだから、知らん顔はできませんね。でも…。

## 家族に負担がのしかかる「巻き込み」とは

　強迫症は、病気に命じられた行為を自分だけで繰り返す「自己完結型」と、家族にも協力を求める「巻き込み型」に大別されます。このうち家族に大きな影響を及ぼすのが「巻き込み型」。**本人のとらわれに家族が巻き込まれてしまう**のです。例えば「家の外は汚い」という考えにとらわれている人が、帰宅した家族に玄関先で着替えてくれと頼む。自宅のトイレを清潔に保たなくてはいけないという考えにとらわれている人が、トイレの使用を許さないので、家族は仕方なく公園やコンビニのトイレに行く…。

　家族の多くは、子どもや夫、妻が、不安や不快に苛まれる姿を見て、出来ることは何でもしてあげたいという気持ちから協力し始めるもの。ところが**強迫症の巻き込みは、家族が協力するほどエスカレートしやすい**傾向があります。だんだん大きくなる要求に応えようとし続け、家族がストレスから体調を崩してしまうケースもあるのです。

## 家族の行為への協力は悪影響です

　PART 5でくわしく説明しますが、皮肉なことに家族が協力することは、一時的に本人の不安をやわらげるものの、長い目でみると症状を悪化させるといわれます。水道代やガス代がかさむといった強迫症の経済的な影響も見逃せません。本人と家族が共倒れにならないためにも、家族も強迫症を理解することがとても大事なのです。

PART1 "とらわれ"から抜け出せない！　強迫症とは

# 強迫症からうつ病になる心配もありますが…

強迫症からうつ病を発症することもあります。
うつ病が進むと、最悪の場合は自殺を考えることもあるので、
周囲の人は症状の変化に注意してほしいものです。
一方で、気になる統合失調症への移行の心配はほぼナシ！
強迫症は決して治せない病気でもありません。

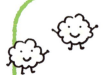

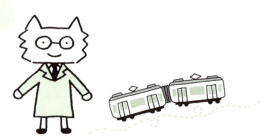

強迫症は治せる病気です。あまり悲観的にならないでくださいね。

## うつ病の併発には注意が必要です

　強迫症の人が、ほかの病気も発症（併発）していることはよくあります。PART 2でも触れますが、その代表的な病気がうつ病です。

　うつ病を併発した人の大半は、最初に**強迫症を発症し、それがきっかけになってうつ病を発症**しているようです。強迫症がもたらす「やめたいのにやめられない」という焦りや疲れ、日常生活や社会生活が送りづらくなることなどによって、うつ病が引き起こされると考えられています。

　うつ病が悪化すると、自殺を考えることがあります。もし強迫症の人から自殺を連想させる言葉が聞こえたら、周囲の人は聞き流さずに医療機関に相談してください。

## 強迫症から統合失調症には、ほとんどなりません

　さて、ここまで強迫症の怖さを挙げてきたので、「強迫症になったらお先真っ暗だ」という気持ちになってしまった人もいるかもしれません。でも、悲観するのは少し待ってください。

　現在、適切な治療により、**半数以上の患者さんで症状の改善が見られています**。治療の進歩により、よくなる人はさらに増えていくものと見込まれます。また、強迫症の人や家族が気にすることの多い強迫症から統合失調症への移行は、ほとんどないといわれています。精神科の医療現場では、高齢になると自然に症状が落ち着く人も見られます。

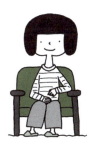

# PART1 "とらわれ"から抜け出せない！ 強迫症とは

# 強迫症の原因は1つではありません

病気になると原因を突き止めたくなるものですね。
でも強迫症の原因は、まだよくわかっていません。
現在は脳機能の問題、環境、ストレス、生活習慣、
もともとの体質など、さまざまな要因が、
重なり合って発症すると考えられています。
くわしくみていきましょう。

原因を特定できなくても、改善させられることをお忘れなく。

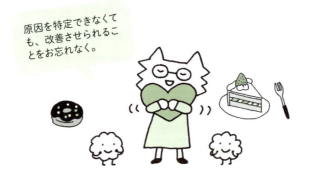

## さまざまな要因が重なって発症します

強迫症はかつて、几帳面、完全主義、ガンコなどの性格の人が、不安や葛藤を募らせることで発症するココロの病気だと考えられていました。でも今は、脳の神経回路の誤作動や神経伝達物質の機能低下、もって生まれた体質、成育環境、社会環境、ストレス、生活習慣、ほかの精神科の病気や感染症など、**さまざまな要因が絡み合って発症する病気**だというのが、主流の考え方になっています。

## 強迫性パーソナリティーと区別しましょう

そうはいっても気になるのが、性格との関係ではないでしょうか。「あなたはもともと神経質だから…」と、発症しても仕方がないとでもいうような言葉に、嫌な思いをしたことがある人もいるかもしれません。

几帳面、細かいことにこだわる、完全主義、融通が利かないといった性格を、精神科では、強迫性パーソナリティーと呼びます。そして、この性格のせいで周囲の人とひんぱんに衝突したり、日常生活や社会生活に著しく支障が出たりするような場合は、**強迫性パーソナリティー障害**という病名がつけられます。

これは**強迫症とは別物**。「完璧に○○しなくてはいけない」といった考えにとらわれて突き詰めたり、些細なことにこだわったりする点は似ていますが、強迫症のように「やめようと思ってもやめられない」というわけではなく、本人がいいと思ってやっている点で線引きできるといわれます。

PART1 "とらわれ"から抜け出せない！ 強迫症とは

## もともとの性格との関係は？

要因①

性格が原因で強迫症になるわけではありませんが、
強迫症の人をみると、
もともと神経質なタイプだということは多くあります。
ややこしいですね。性格と強迫症の関係を、
もう少しくわしくみてみましょう。
病気と人間性を分けてとらえる助けにもなるはずです。

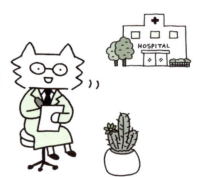

几帳面で責任感が強いのは、長所ですよ。見当違いの批判は気にしないで。

## 性格と病気の関係を整理しましょう

　強迫症の人の多くに共通する性格の傾向を知っておくことは、今後、強迫症を理解し克服していくうえで役に立ちます。そこで性格と病気の関係をもう少し整理してみましょう。完全主義、几帳面な強迫性パーソナリティーから強迫症を発症するという道筋はないとするのが、現在の考え方です。ただし、強迫症の人のもともとの性格をみると、どちらかといえば完全主義で几帳面、責任感が強いほうだ、というケースが多く見られます。

　どういうことかというと、世のなかにいわゆる神経質なタイプの人はごまんといます。そのなかには、いくつかの要因が重なることで、強迫症になってしまう人がいるというわけです。

## 以前から症状が現れていた可能性も

　また、明らかに強迫症だとわかるような症状が出現する前から、「確認したい」「真っ直ぐに揃えたい」といったとらわれが少しずつ行動に現れていて、それが周囲の人には「神経質だ」「几帳面だ」とみえていたとも考えられます。

　几帳面や責任感の強さは、本来は長所です。

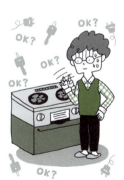

　そういう性格の人がたまたま発症したからといって「やっぱり几帳面だとダメなんだ」などと、長所を否定してしまうのはどうでしょう。**症状と人間性を切り離して考えることが大切**ではないでしょうか。

PART1 "とらわれ"から抜け出せない！　強迫症とは

要因② 脳機能と強迫症との関係とは？

要因の1つに脳の誤作動が挙げられています。
脳の一部分の神経回路の働きが過剰だったり、
神経伝達物質のセロトニンの働きが低下していたりすると、
強迫症の症状が出るのではないかという考えです。
脳のセンサーが敏感すぎると言い換えてもよさそうです。

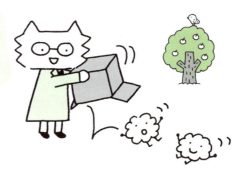

脳の働きが足りないのではなく、偏っている状態とイメージしてもよさそうです。

## 脳の一部分が過活動になっているという説

　脳科学の進歩のおかげで、現代は脳のどの部分がどんなときに活動しているのか、ある程度は画像で見ることができるようになりました。

　その技術を使ったところ、強迫症の症状が出ているときは、脳のなかの、行動や感情のコントロール、無意識の情報処理や記憶等に関係する部位の**神経回路が過剰に働いている**とわかったのです。治療によって症状が治まると、これらの部位の過活動が落ち着く様子も確認されています。

## セロトニンが関係するという説

　発症には、精神の安定をもたらす神経伝達物質としておなじみの、セロトニンが関係しているともいわれています。

　脳の神経細胞と神経細胞の間にはわずかな隙間があり、その隙間をセロトニンが行き来することで情報が伝わります。強迫症の人は、この**セロトニンの量が少なく十分に機能していない**と見られていて、実際にセロトニンの機能を助ける薬を使うと強迫症の症状が落ち着くことが多いのです。

　いずれにしても、脳の働きに問題があって**本来なら反応しなくてもいいものを危険だとみなすことが発症の要因の１つ**ではないかと考えられています。

　まだ仮説の域を出ませんが、これらの考えに基づく治療で、症状が改善している人が多いのは事実。研究のさらなる進展が期待されます。

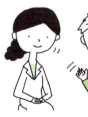

PART1 "とらわれ"から抜け出せない！ 強迫症とは

## 9

要因③ 強迫症は遺伝するもの？

強迫症の人が出産や子育てをするうえでも、
また家族にとっても、遺伝は気になるものですね。
でもこれはグレーゾーン。
明らかな遺伝はないものの、強迫症の人の親族に
強迫症の傾向が見られることは多いといわれます。
どう考えればいいのでしょうか。

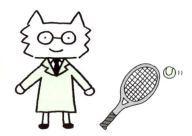

ややこしい言葉が続きますが、必ず遺伝する病気ではないことは覚えておいて。

## 「遺伝病ではない」と考えられています

　遺伝については研究者の間でも意見が統一されていませんが、**特定の遺伝子によって発症する、いわゆる遺伝病ではない**というのが大方の見方です。両親の一方が強迫症でも、子どもが必ず強迫症になるわけではありません。

　ただし双子の研究では、一卵性双生児の一致率（2人とも同じ病気をもつ割合）が二卵性双生児の一致率より明らかに高いことがわかりました。また、強迫症の人の親族を調べたところ、そうでない人の親族に比べ、強迫症の傾向が見られる率が高かったという調査結果もあります。

　これは、**病気そのものではなく、病気になりやすい体質が伝わっているせい**ではないか、と考えられます。また、家族なので同じような生活環境や価値観、行動パターンであることが影響しているとも考えられます。

## 育て方のせいとは限りません

　このように、発症にはいろいろな要因が関係します。子どもがココロの病気になると、親は「私の育て方が悪かったのかも」と自分を責めてしまいがちです。「お前が甘やかしたからだ」などと、けんかになるケースもあるようです。でも、**育て方が悪いだけでは強迫症にならない**ことは、もうおわかりですね。

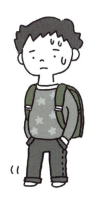

PART1 "とらわれ"から抜け出せない！ 強迫症とは

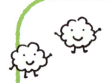

10

# 何がきっかけで発症するの？

強迫症の約半数は、これまでみてきたような
要因が重なっているところに、
何らかのきっかけがあって発症すると考えられています。
きっかけになりやすいのは、
進学、受験、就職、出産など人生の転機。
心身のストレスが関係しているようです。

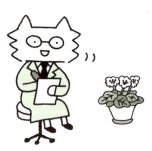

症状が出やすくなっている状況で、大きなストレスを受けると発症してしまうようです。

## ストレスが発症のきっかけになりやすい

　風邪の場合は、体力や免疫力の低下がベースにあり、ウイルスに感染することで発症します。強迫症の場合、半数はこれまでみてきたような要因が重なって発症しやすい状況をつくり、**何らかの出来事がきっかけになって発症する**と考えられます。

　きっかけになりやすい出来事として、進学、受験、就職、引越し、身近な人の死などが挙げられます。女性の場合は結婚、妊娠、出産など。火事や事故、またいじめなどの対人関係や仕事上のトラブルのあとで発症する人もいて、**心身のストレスが関係している**と考えられています。

　明らかなきっかけがあるのは約半数で、残り半数は、きっかけが定かではありません。その場合でも、ストレスに長期間さらされるなか、気づいたら発症していたという例もあるようです。

## 毎回の症状を引き起こすトリガー

　病気を発症するきっかけとは別に、**そのときどきの症状を引き起こすきっかけ**があります。**トリガー（引き金）** と呼ばれます。

　例えば、p.012のBさんは、車を運転中に、歩行者を追い抜くことがトリガーとなって、「ひいてしまったのではないか。確認しなくては！」という症状が引き起こされます。トリガーは、強迫症について説明する際に、よく使われる言葉です。

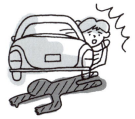

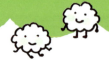

COLUMN 2

**家族の方へ①**
## 病気では？と思ったときに

　子どもが、夫が、妻が、大切な人が、強迫症ではないか。
　そう気づいたときの衝撃は、それは大きかったのではないでしょうか。一心不乱に1つの行為を繰り返す姿が、異様な光景として目に映ったかもしれません。思わず「やめなさい！」と強い口調で止めたり、「いつからこんなことをしていたの⁉」と問い詰めてしまったりしたとしても、無理のないことです。
　でも、強迫症の人の多くは、もともと責任感が強く、自分の問題に自分1人で対処しようとする傾向があるといいます。強迫症であることを恥ずかしく思って、必死で隠していることもあるのです。
　強迫症の人とその家族は、これから一緒に病気を乗り越えていく同志です。最初のステップで本人を傷つけないように、できる限りこれ以上の問い詰めは控えたいものです。

PART

2

# 強迫症の さまざまな症状

強迫症の症状は十人十色。同じ症状にみえても、
それぞれ違うものにとらわれているかもしれません。
この章では強迫症のさまざまな症状をみていきましょう。
強迫症と関連の深い病気についても紹介します。

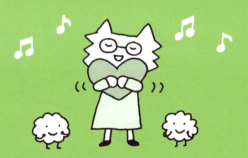

PART2 強迫症のさまざまな症状

# 強迫症状とは、「強迫観念」と「強迫行為」のこと

強迫症の症状、つまり強迫症状の多くは、
「強迫観念」と「強迫行為」で成り立っています。
その人をとらえて離さない、理屈に合わない考えやイメージ、
衝動を「強迫観念」といいます。
強迫観念の不安や不快感を
取り除くためにする行為を「強迫行為」といいます。

> 強迫症の説明で、必ず出てくるのがこの2つの言葉です。ぜひ覚えてくださいね。

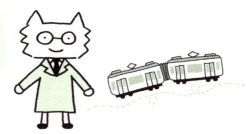

## 不快で無茶、しつこくわき上がる「強迫観念」

強迫症状の多くは「強迫観念」と「強迫行為」が組み合わされています。

**強迫観念**とは、トリガーに出合ったときや、ふとした拍子に頭に浮かび、**その人をとらえる、不安、不快感を伴った考え、イメージ、衝動**のこと。例えば駅の手すりに触れたときの「バイ菌がついてしまった。すぐに洗わないと病気になる」という考えや、出かけるときの「戸締りを確認しても、どこかに確認もれがある気がする」というイメージがそうです。

## 不安や不快感を取り除くための行為が「強迫行為」

**「強迫観念」の不安や不快感を打ち消すためにする行為が「強迫行為」**です。上の例でいうと、順に「手すりに触れた部分を何度も洗う」「何度も戻って戸締りを確認する」などが、現れやすい強迫行為です。

**強迫観念と強迫行為のどちらか一方が明らかでない人もいます。**例えば「霊柩車を見てしまった。不吉だ！」という強迫観念が生じても、その不安を解消する行動をしない。反対に不安は何も感じていないのに、靴を真っ直ぐに揃え続けるという強迫行為をする、という人たちです。

しかし霊柩車の例でいうと、頭のなかで不吉なイメージを追い払うような、その人なりの「おまじない」を無意識に唱えていることがあります。これも一種の強迫行為と考えることができます。靴を揃える例でも、やらずにはいられない衝動があるはず。その衝動を強迫観念ととらえることも可能です。このように考えると病気を理解しやすくなりそうです。

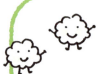 

# 「強迫観念」と「強迫行為」が悪循環を起こします

「強迫観念」が浮かんだときに「強迫行為」をしたらスッキリした…。
それが1回きりで済むなら問題にならないのですが、
強迫観念と強迫行為は影響し合っていて、悪循環を起こしやすいもの。
悪循環に陥ると強迫症状が定着し、
病気のレベルに進んでしまうと考えられています。

「強迫観念」「強迫行為」そのものは、必ずしも間違った発想ではありません。悪循環が問題です。

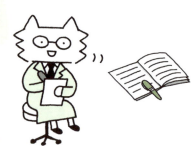

「強迫観念」と「強迫行為」は、下図のような**悪循環を起こしやすい**という特徴があります。いったん悪循環にはまってしまうと、断ち切るのは困難。やがて強迫行為をする以外、不安を解消する方法がわからなくなってしまいます。さらに繰り返すうちに本来の目的が二の次になって、自分なりの強迫行為のやり方が出来上がり、それをしないと不安が収まらなくなってしまうことがよくあります。これを**儀式化**といいます。そうして強迫行為が習慣化すると症状のコントロールが困難になり、生活に支障が出かねません。

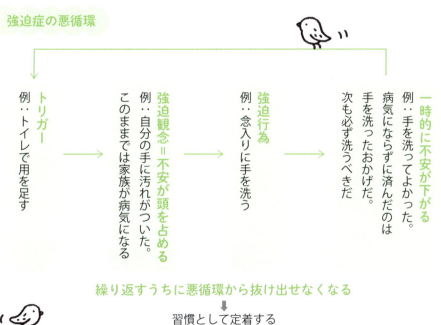

**強迫症の悪循環**

**トリガー**
例：トイレで用を足す

**強迫観念＝不安が頭を占める**
例：自分の手に汚れがついた。このままでは家族が病気になる

**強迫行為**
例：念入りに手を洗う

**一時的に不安が下がる**
例：手を洗ってよかった。病気にならずに済んだのは手を洗ったおかげだ。次も必ず洗うべきだ

**繰り返すうちに悪循環から抜け出せなくなる**
↓
習慣として定着する
↓
自分では症状のコントロールが困難に

PART2 強迫症のさまざまな症状

# 強迫症には、さまざまな症状があります

今まで読んできて「あれ？ 私の症状と違う」
と感じている人がいるかもしれません。
強迫症の症状は実にさまざま。
一人で複数のとらわれを抱えていたり、
日によって症状の現れ方が変わったりすることも。
「強迫症の症状はこれ」と型にはめることはできないのです。

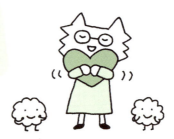

自分とは違う症状を知ることで、自分の症状を客観的にみることができるのでは。

### いくつものとらわれを抱えている人もいます

　強迫症には、**さまざまな強迫観念と強迫行為があり、それぞれの結びつき方もさまざま**です。例えば「2時間かけて体を洗う」という強迫行為の背景に、「そうしないと病気になる」という強迫観念がある人もいれば、自分なりのルールに従って次の行動に移らないとダメだという思いから、洗浄をやめるタイミングを計り続けている人もいます。

　不吉なものを見たらおまじないを唱えるし、帰宅後は30分かけて手を洗うなどと、**一人で複数のとらわれを抱えているケースも非常に多い**もの。もともと血を見ると強迫観念が生じていた人が、気づいたら赤い色もトリガーになっていたというように、トリガーが増えることもあります。

### 症状の現れ方は体調などにも左右されます

　症状にムラがある人もいます。外からもち込まれる物はすべて汚いと思うけれど、特定の人がもってきた物は大丈夫だとか、日ごろ3回繰り返している儀式を1回で済ませられる日もあるとか。そのため、「ただの好き嫌いではないか」「サボるための口実ではないか」など誤解を招いてしまうこともあります。しかし、ほかの病気と同様に、この病気も**そのときどきの体調や状況に症状が左右される**ことを周囲の人は理解してほしいものです。

　ところで、強迫症は病気が長引くにつれ症状が悪化する傾向はあるものの、必ずしも天井知らずというわけではなさそうです。人によっては、それほど重症化しないまま長く続くこともあります。

PART2 強迫症のさまざまな症状

## 4

症状 　汚染に対する恐怖①

# いくら洗っても汚れがとれない！

強迫症で見られることの多い症状を紹介します。
もっとも多いのが、汚いと感じる物に触れると、
手や体の洗浄や掃除をせずにはいられないという症状。
潔癖症とは違い、洗うことをやめたくてもやめられないのです。

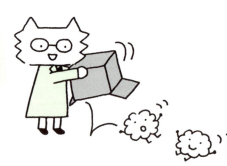

不安を分かち合える人が多いと考えると、少し心強くなりますね。

## 汚いと思う物に触れることが怖くてたまらない…

　自分が汚いと思う物にちょっとでも触れると、「完璧に洗わなくては体のなかまで汚染されてしまう」という考えが頭のなかを支配し、恐怖から**長時間かけて手や体を洗ったり**、また**汚染されたと思う物や場所を拭いたりせずにはいられない**。強迫症のなかで一番出現しやすいといわれる症状です。

　トリガーは、排泄物や他人の唾液、汗、生ゴミ、虫、またそれらがついているかもしれない物に触れることなど、さまざま。食事の残りのような、汚いはずのない物を汚いと考える人、特定の人を不潔だと思う人もいて、トラブルになってしまうこともあります。外気全体が汚いと考える人もいます。外から帰ってきた家族は全身が汚れているから、入浴しない限り居間には入れさせないというケースも。

## 「聖域」に閉じこもってしまうこともあります

　外出したら何時間もかけて体を洗わずにはいられないため外出しなくなったなど、トリガーを避けようとするあまり、日常生活を送ることができなくなってしまう人もいます。

　自分の部屋やベッドを「聖域」と決め、そこには家族も立ち入らせないし、完璧に清潔だと思えるものでないともち込まないなど、汚れが入り込まないようにし、昼夜を聖域で過ごすケースも聞かれます。逆に、聖域であるベッドを汚したくないあまり、ソファで寝る人も。こうなると、症状に生活が支配されてしまっているといえます。

# PART2 強迫症のさまざまな症状

## ⑤

症状 汚染に対する恐怖②

# 私のせいで
# 病気になったら大変!

汚染を心配して手や体を洗い続けるタイプには、
自分自身が病気になることよりも、
誰かにバイ菌をうつすことをひどく心配する人がいます。
それで育児がままならなくなるなど、
よくない事態を招いてしまうこともあるから大変です。

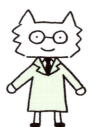

多くは家族にバイ菌を
うつすことを心配するよ
うです。気遣いの表れ
ともいえそうですが…。

## 周囲の人のために清潔さを保とうと努力します

汚い物に触れてしまった！ そんな思い込みに続いて、自分が病気になる心配よりも、**自分がバイ菌をまき散らして、周囲の人が病気になってしまうのではないかという心配を抱く**タイプの人もいます。

帰宅後、そのまま居間に入ると家中にバイ菌が広がり、家族が病気になってしまう。だから玄関先で服を脱ぎ風呂場に直行し、入念に体を洗う。その際に飛び散った水滴もバイ菌だらけだから、浴室の天井や壁を拭く…。居間に入る前に何時間も費やしてしまう例もあるといいます。

## 赤ちゃんが巻き込まれやすい点に注意！

出産を機に強迫症を発症する女性もいることから、**赤ちゃんが症状に巻き込まれてしまう**ケースもあります。

「赤ちゃんをバイ菌から守らなくてはいけない」という強迫観念を抱いた母親が、赤ちゃんの肌着や服、哺乳瓶、おもちゃなどを消毒するだけでは不安を払拭できず、赤ちゃん自身に消毒薬を使いたくなったという例があります。消毒してはいけないとわかっているから思い留まっているものの、赤ちゃんが病気になりそうで怖くてたまらない…。保健師から正しい沐浴法（もくよくほう）を習って実践しても感染の恐怖が消えないのだから、いわゆる育児不安とは違います。赤ちゃんのいる強迫症の人に対しては、周囲の人の注意が特に必要です。

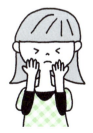

PART2 強迫症のさまざまな症状

### 6

症状　確認の繰り返し①

# 何度確かめても不安になってしまう…

戸締りや火の元、誤字脱字、連絡ミス…。
自分が確認しなかったばっかりに、
泥棒に入られたり会社に迷惑をかけたり、
取返しのつかないことになったらどうしよう。
そんな事態を心配して何度も何度も確認するという、
これも非常に多いタイプです。

確認すること自体はいいこと。でもやりすぎると前に進めなくなりますね。

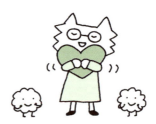

## 何度も確かめないと不安で仕方ないのです

　何かにつけて**「間違いなく出来たのだろうか」と不安になり、何度も確認する**という人も多く見られます。玄関の鍵やガスの元栓を何度も確認しに戻る、忘れ物を心配しカバンのなかを長々とチェックする、書類に間違いはないか繰り返し読み直す…。ゴミに紛れて大切な書類まで一緒に捨ててしまわないかと心配し、何度もゴミ袋をひっくり返して見直す人もいます。それでも心配で、たくさんのゴミ袋に囲まれて過ごしている人も。

## いろいろ工夫をしても…

　忘れ物が心配なら、持ち物のチェック表をつくるなど、合理的な方法を探せばいいのではないか、そんな声も聞かれます。確かにそれが有効な人もいますが、今度はチェック表の項目が正しいのか不安になるなど、解決にはつながらない人もいます。外出時の戸締りを撮影し、不安になったら見るという工夫をして、確認の時間を減らせた人もいますが、仕事中に画像を何度も見てしまい、結局は同じ時間を確認に費やしているという人も。一筋縄ではいかないようです。

　**確認の手順が儀式化してしまう**人も多くいます。例えばエアコンの電源をオフにするときは、頭に映像を刻みつけながら指さしをしつつ「エアコンよし」と３回唱える。手順が少しでも違ったり、頭に刻み込んだという実感が得られなかったりするときは一からやり直す…。儀式化すると、それを完遂することが目的になりやすいので要注意です。

PART2 強迫症のさまざまな症状

**7**

症状 確認の繰り返し②

# 「大丈夫」だと言ってほしい！

自分一人で確認の儀式を続ける人もいますが、
誰かに一緒に確認してもらいたいという人もいます。
家族を巻き込むだけでなく、クラスメートや同僚、
上司にいちいち「大丈夫かな」と尋ね、
うるさがられてしまうことも少なくありません。

確認不足で迷惑をかけるのはよくないこと。でもやっぱりやりすぎは問題に。

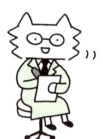

## 「大丈夫」を求めて確認を繰り返します

　相手の言葉をきちんと聞き取ることが出来たのか心配し、必ず「今、こう言った？」と聞き返してしまう。先生や上司の指示を正しく理解しているのか、また自分自身が適切に発言や返事を出来たのか自信がもてず、「先生はこう言っていたよね？」「〇〇〇って、さっき私は言ったよね？」などといちいち尋ねる。このように、強迫症の人が、「大丈夫だよ」「そうだよ」といった、**保証の言葉をほしがる**ことは多いものです。

　また、役所や病院などに書類を提出したあとで、書き間違いが気になり、電話で「私は先ほど日付を間違いませんでしたか？」などと確認する例もあります。これが1回で済むならいいのですが、強迫症の人はいったん納得しても何度も不安に襲われ、そのつど電話してしまいます。その結果、面倒くさがられてしまうことも…。

## 仕事や勉強に時間がかかってしまうと…

　書類を読むときに、読み落としがないか、1文字1文字確認しながら読み進める人もいます。重要な文書であるほどそうで、1行読むのに何十分もかかってしまったというケースも聞かれます。仕事をするうえで慎重であることは美点ですが、こうなるといっこうにはかどらず、かえって上司や同僚に迷惑をかけかねません。子どもの場合は学校の授業についていけなくなることもあります。その結果、学校や会社にいづらくなってしまうケースがあるのです。

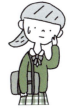

PART2 強迫症のさまざまな症状

### 8

症状 加害者になる不安

# 誰にも危害を加えたくない！

うっかり誰かにぶつかってケガをさせてしまわないだろうか、
自分が触って店の商品を傷つけてしまわなかっただろうか、
誰かを誹謗中傷する言葉を衝動的に叫んでしまわないだろうかなど、
加害者になることを心配し、
確認や回避の行動をするタイプです。

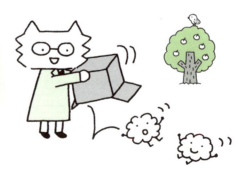

ほとんどの人は加害者にはなりません。責任感が強すぎるともいえそうです。

## 多くは確認行為に結びつきます

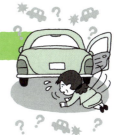

運転中に誰かをひいてしまったのではないか。うっかりしていて心にもない悪口をインターネットの書き込みサイトに書いてしまったのではないか。ショーウインドーのそばを通ったとき、ガラスを傷つけてしまったのではないか。そんなふうに**自分が加害者になるイメージ**が頭に浮かび、無視できないというタイプです。

この不安は「確認する」という行為に結びつきやすいもの。車にひかれて倒れている人がいないか戻って確認する、余計なことを書き込んでいないか何度もサイトをのぞく、ショーウインドーの前まで戻って端から端まで観察するなど。この**確認に時間をかけてしまう**のです。

## 傷つけたくない相手を避けてしまうケースも

**不安になる場所や状況を避ける**という人も多くいます。上の例でいうと運転をやめる、インターネットに接続しない、ショーウインドーの前を歩かないというやり方です。その結果、通勤に時間がかかるようになったり仕事に支障が出たりしてしまうことがあります。

避ける対象が人、特に子どもや赤ちゃんになると、事態はさらに深刻になります。赤ちゃんと２人きりでいるとぶってしまいそうだから、ずっと違う部屋にいて、泣いても怖くてあやしに行けないと悩む女性の例があります。大切な赤ちゃんだからこそ傷つけたくないという気持ちの表れでしょうが、この場合赤ちゃんの育ちに影響が及ぶ可能性が。早い対応が求められます。

PART2 強迫症のさまざまな症状

症状 **数や言葉のこだわり**

# 不吉な数字や言葉にとらわれる

"死"や"苦"のような文字や、それを連想させる
"4"や"9"のような数を見聞きすると、「縁起が悪い」と考え、
不吉さに対抗する強迫行為をするのが、このタイプです。
反対に好きな数字にこだわり、
何かにつけてその数字に絡ませようとする人もいます。

> ラッキーナンバーにこだわる人はいるものですが、度を超すと不便になってしまいますね。

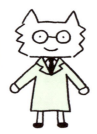

### 特定の数や言葉に不安感が引き起こされます

　"死"や"苦"のような文字は、誰でも好きではありませんね。でも、とりわけ過敏になっていて、これらを見聞きすると、**家族や自分に不幸なことが起こるイメージがわいてしまう**人がいます。

　多くは、不吉なイメージを払拭しようと、「死なない、死なない！」などと何回もつぶやいたり、神仏の姿を克明に思い描いて不吉さを拭い去ろうとしたりと、自分で決めた打ち消すための儀式に結びつきます。

　嫌いな数字がある人もいます。その数字の車両には乗らない、座席には座らない…。9が嫌いな場合、列に並んでいるときに自分の順番が9番目だと列を離れる。時計を見たとき、たまたま9分や19分だと、打ち消しのための儀式をするなど…。わざわざ9を探して避けるような様子も見られます。

　このほか、血を連想させる赤色や、死をイメージさせる黒を嫌う人もいます。その色を見ると不安になり、やはり打ち消しの儀式を行います。

### 好きな数字にこだわる人もいます

　反対に好きな数字があって、何ごとにつけてもその数字になるよう調節する人もいます。7が好きなら、7番目のものを選んだり、数字が絡むたびに数えたり足し引きして7になるよう調節したりしなくてはならず、不便です。**強迫行為を好きな回数だけ繰り返す**人は少なくありません。4が好きで戸締りを確認したい人なら、鍵を4回開け閉めするなどです。このほか、ものや行動の順番にこだわる人もいます。

PART2 強迫症のさまざまな症状

## 10

症状 "ピッタリ""スッキリ"の追求

# あいまいなのは気持ちが悪い

スリッパの左右が少しでもずれている気がするとガマンできず、
納得するまで並べ直すというタイプの強迫症もあります。
不安から強迫行為をするのではなく、
「ピッタリ合わせなくては」という衝動に支配されて
行為をやめられないのです。

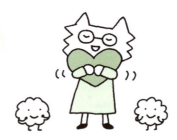

"スッキリした"と思えるまで、やめようと思ってもやめられないんですよね。

## "ピッタリ"感にとらわれているという見方もできます

　ポスターが曲がっていたりテーブルクロスにしわが寄っていたりすると落ち着かないという人は多いもの。さっと手直しして納得できるなら、もちろん病気ではないし、きちんとしたいと考えるのはいいことです。

　それに対し嵐に飲み込まれたように整頓や調整に没頭し、**「完全にピッタリ合っている」と感じられるまでやめられない**のがこのタイプ。ハンガーにかけた洗濯物が、いくら直しても片方にずれている気がして微調整を続ける、カーテンのひだがピッタリ均等にならなくて直さずにはいられない…。人間には機械のように完璧にはできないもの。それでも完璧にしたくてその場から立ち去ることができないようです。

## 不安症との関係とは？

　少し前まで、強迫症（強迫性障害）は、不安症（不安障害）という病気の分野に入れられていました。不安症は、不安を主な症状とする病気の総称。強迫症も、「手を洗わなくては病気になる」などの不安が強迫行為を引き出すことから、不安症に分類されていたのです。

　ところが、この「ピッタリじゃないと気持ち悪い」という人のように、不安感ではなく衝動から強迫行為をする人もいます。その点も考慮され、2013年に出された『DSM-5』というアメリカのココロの病気の診断マニュアルでは、強迫症は不安症から外されました。ただし、大半の病院やクリニックではまだ、「不安症」を扱う外来で強迫症を診療しています。

PART2 強迫症のさまざまな症状

⑪

症状 動作がゆっくりにみえる

# 頭のなかで
# 強迫行為を繰り返す

行動を起こすタイミングを頭のなかで一生懸命に計ったり、
自分の動作をいちいち確認したりしているので、
はた目にはただ立っている、
またはのろのろ動いているようにみえる…。
これは強迫性緩慢といい、強迫症の1タイプです。

> 頭のなかは緊張感でいっぱいですが、外からはそうみえないので、誤解を受けやすいのです。

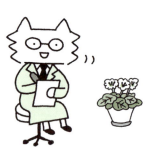

### 自分の決めたやり方にこだわる

　身じたくや食事など、自分で決めた手順のとおりに出来ているか、細心の注意を払って自分の動作や状況を確認しながら行う。自分の思ったようなタイミングで次の動作を行わないといけないと考えて、タイミングを計り続け、なかなか次に移ることができない。

　このように頭のなかで強迫行為をしているため、**周囲からはただ立ち止まっている、またはゆっくり行動しているようにみえる**タイプを、強迫性緩慢と呼びます。

　本人は必死で確認等を繰り返しているのですが、ほかの人はそれとはわかりません。

### 時間がかかって生活がまわらないことも

　例えばネクタイを結ぶにも、毎日同じように"正しい"やり方でなくてはいけないという思いから、注意深く自分の動作を確認しつつ、時間をかけて結んでいる人、自分がしっくりくる状況になったらドアから出ようと、ドアノブを何度も握り直す人の例も聞かれます。

　思いどおりの状況ややり方で行動をしないと悪いことが起こりそうで怖い、不快だ。または、思い描く状況にないまま行動する踏ん切りがつかない。そんなことから行動に時間がかかって、日常生活がまわらないこともあるようです。

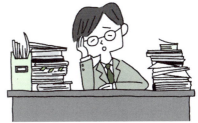

PART2　強迫症のさまざまな症状

症状　その他

# 家庭生活を壊してしまう症状も

症状によっては、家庭生活を壊してしまうことがあります。
自分が娘に性的ないたずらをしてしまうのではないか、
という恐怖から娘を避け続けている男性、
成人男性を不潔だと考え
父親と同居できなくなった女性の例もあります。
病気とはいえ悲しい状況が生じてしまいます。

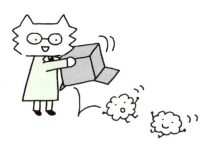

ありそうにないことを心配し先回りして避ける。それが裏目に出てしまうようです…。

### 嫌な考えが思い浮かぶ

ここまでみてきたタイプ以外にも、さまざまな強迫症状があります。

ふいに特定の嫌な考えが頭に浮かび、打ち消しても消えずに苦しむ例もあります。

例えば**不道徳な考えがわくことへの恐怖**。まだよちよち歩きの娘に対し、自分がいつか不道徳ないたずらをしてしまうのではないかという不安が打ち消してもしつこく思い浮かび、娘を避けているという男性の例があります。

一方、ニュースで痴漢の報道をみて以来、痴漢と同年輩の男性を怖がるようになり、ついには父親が不潔に思えて一緒に暮らせなくなったという女性の例も聞かれます。

強迫症は、自分でも信じられない突拍子もないことにとらわれて強迫行為をしてしまう。だから病気なのです。

### 家庭内暴力につながる例も

ほかにも、この病気が家庭不和を招くケースがあります。例えば自分の「聖域」に家族が入ってきたり、強迫行為を無理に止められたりすると、パニック状態に陥り暴力を振るってしまう。それにカッとした家族が力ずくで対抗し、収拾がつかなくなってしまうなど…。家族の対応については、PART 5でくわしく説明します。

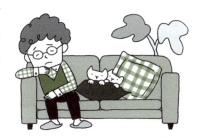

PART2 強迫症のさまざまな症状

**これも一種の強迫症①**

# 自分を醜いと信じる<br>醜形恐怖症

強迫症と同じように、1つの考えにとらわれて
行為を繰り返す病気がいくつかあります。
関連症といわれる強迫症の仲間です。
こんな病気もあるのだと知っておくと、
いざというとき役に立ちます。
自分のことを醜いと思い込む醜形恐怖症がその1つです。

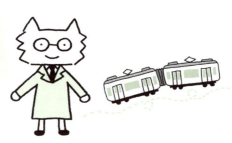

自分の外見にとらわれる、強迫症の一種といえます。学校に行けない人も…。

## 醜くはないのに、醜いと思い込んでいる病気です

　ほかの人は気づかなかったり、「言われてみると…」という程度だったりする外見上の欠点にとらわれ、何時間も鏡に見入ったり、延々と化粧を直し続けたり、顔を隠そうとしたり。太っていないのにもっとやせなくてはいけないと考えて、無理なダイエットをする摂食障害の人の一部も、この醜形恐怖症（しゅうけいきょうふしょう）ではないかと考えられています。

　強迫症とは違い、「おかしいことを考えている」という自覚がない人が多く、自分で行為を止めることは困難です。美容外科を受診して精神科の受診を勧められ、ココロの病気だとわかるケースがよくあります。

- ●症状：「鼻が大きすぎる。こんな顔では人前に出られない」「自分は小さすぎてみっともない」など外見上の欠点にとらわれて、過剰な身づくろいなどをくり返します。
- ●有病率ほか：欧米での有病率は、約2％という調査結果があります。10代に発症する傾向が見られます。男女比はほぼ同じとされています。

## 自殺を考える危険性があります！

　この病気の人は美容外科手術を受けていったんは満足したとしても、不安が再燃しやすいといわれます。身近な人が過剰に外見を気にして美容外科に行きたがっている場合でも、安易に認めるのは勧められません。

- ●治療：醜形恐怖症は、自殺を考えやすいといわれます。特に18歳以前に発症した人はその傾向が強いとも。入院して薬を使って治療する必要が生じることもあります。

PART2 強迫症のさまざまな症状

これも一種の強迫症②

# 物を捨てられない、ためこみ症

着るあてのない服、動かない家電製品、箱に入ったままの景品…。
家のなかに物が溢れかえり足の踏み場もない状態なのに、
捨てられない、片付けられない、まだ集めたいという場合、
強迫症の仲間の、ためこみ症という病気の可能性があります。

いわゆるコレクターではなく、物にとらわれていると考えてもいいですね。

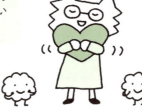

## 「ゴミ屋敷」の住人になりかねない病気です

　テレビでとり上げられる、いわゆる「ゴミ屋敷」の住人のなかには、この病気の人が少なくないと考えられます。本人が病気であるという自覚をもちにくいうえ、生活の不便さや不衛生さ、社会的に孤立していることはわかったとしても、**所有物に対する愛着や、物を捨てるときに感じる苦痛**から、整理することができません。

> ●**症状**：目についた物を手当たりしだい買い集める、ゴミ置き場から使えそうな物を持ち帰る、着る機会のなさそうな服、使用済みの包装紙なども処分できない、片付けも苦手で気づくと家のなかが散らかり放題。異臭が生じ近所から迷惑がられていることもあります。
> ●**有病率ほか**：海外では有病率は2〜6％という調査結果があります。子どものころに発症し、大人になって症状が顕著になるケースが多いと見られます。

## ほかの精神疾患との区別が大事

　物をためこむという症状は、統合失調症やうつ病、脳の外傷、自閉スペクトラム症（自閉症）など、ほかの病気でもあります。ほかの病気の場合は、ためこんだ物にあまり執着がなく捨てることに苦痛を覚えないこともあります。また、気力がないから片付けられないということも。

> ●**治療**：ほかの病気が原因のためこみは、そちらの病気の治療を優先します。そうでない場合は、適宜、薬を使いながら、「集めたい」「整理したくない」「捨てられない」という考え方を変えていく、認知行動療法という方法も用いられます。

PART2 強迫症のさまざまな症状

これも一種の強迫症③

# 毛や皮膚が気になる
# 抜毛症・皮膚むしり症

髪の毛や眉を抜く、ニキビあとをいじる…。
退屈なとき、落ち着かないときなどに、
そんなことをする人は多いもの。
でもやめようと思ってもやめられなかったり、
症状のせいで人前に出られなくなったりした場合は、
抜毛症（ばつもうしょう）、皮膚むしり症という病名がつきます。

「毛を抜く」「皮膚をむしる」を強迫行為の一種だと考えると理解しやすいかも。

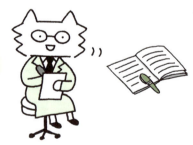

## 1日に何時間も体毛を抜く抜毛症

●**症状**：ムダ毛の処理や美容が目的ではないのに、自分の髪の毛や眉、まつ毛などを抜き続ける抜毛症。退屈や不安だという感覚をきっかけに「抜きたい」という感情が高まり、いったん始めるとなかなかやめられません。1日に何回となく抜く人、何時間も抜き続ける人もいます。

●**有病率ほか**：子どもから大人まで見られますが、思春期ごろに発症する例が多く、ストレスが増すと症状が悪化しやすいと報告されています。子どもは男女ほぼ同数、成人では圧倒的に女性に多く認められ、成人の有病率は1～2％という説があります。

●**治療**：抜毛が進むと脱毛している部分が目立つようになるため、学校に行きづらくなる子どもがいます。背景にある要因を探って解決することと同時に、本人が暮らしやすいように環境を整えることが大切です。

## 皮膚をいじり続ける皮膚むしり症

●**症状**：ニキビのあと、指先のささくれ、小さな傷などにとらわれて、繰り返しその部分の皮膚をむしったり、指先でほじくったりすることがやめたくてもやめられない場合、皮膚むしり症だと考えられます。数時間も行為を続ける人もいます。

●**有病率ほか**：有病率は1～2％か、それ以上とする説があります。

●**治療**：自分でも「やめたい」「恥ずかしい」と思いながら、やめられません。抜毛症同様、むしった部分を隠そうとしたり、人目を避けようとしたりすることがあります。ストレスや不安が関与していることが多いと指摘されており、皮膚の治療をしながら精神面の治療を進めます。

PART2　強迫症のさまざまな症状

# 強迫症と紛らわしい病気があります

強迫症は、さまざまな病気を併発します。
PART 1で触れたうつ病のほかにも、
パニック症や社交不安症、発達障害やチックなど。
また統合失調症では、強迫症と似た症状が見られます。
知っておくと、受診の際に役立つのではないでしょうか。

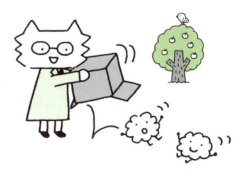

強迫症が疑わしいときは、ほかの病気の可能性もあると知っておくといいですね。

## 併発しやすいココロの病気

　併発しやすい病気のうち、一番多いのはうつ病。強迫症の初診の人の約３割が、すでにうつ病を発症しているといわれます。また強迫症の人の過半数が、ほかのココロの病気を併せもっているとも見られています。

- **うつ病**：気分が落ち込む、やる気が起きない、食欲が落ちる、眠れないなどが主な症状。強迫症同様、脳内のセロトニンなどの神経伝達物質の働きの低下が、発症に関係していると考えられています。
- **パニック症**：体の病気ではないのに、エレベーターや電車内など特定の場所に行くと、急激な動悸や呼吸困難などのパニック発作に襲われる病気。発作の出やすい状況を回避するため引きこもりがちになることも。
- **社交不安症**：大勢の人の前に立つと、緊張感や不安感、恐怖に見舞われる不安症の一種。学校や会社で発言できないことなどから、社会生活に支障が出てしまうこともあります。

## 症状が似ている病気

　**統合失調症**では、現実と非現実の区別があいまいになるため、強迫症のような、理屈に合わない、不合理な発言や行動が見られることがあります。また、**摂食障害**の、「やせなくてはいけない」という思い込みや日に何度も体重を確認する行為は、強迫症の症状に通じるものがあります。そのほか、自分が病気だと思い込み医療機関を転々とする**心気症**は、「病気だ」という考えにとらわれているともいえます。
　子どもでは**発達障害**や**チック**と紛らわしいこともあります。

PART2 強迫症のさまざまな症状

# 子どもの強迫症を みてみましょう

発症のピークの1つが10歳前後なので、
強迫症の子どもは、一般のイメージより多いといえそうです。
小さい子どもの場合、「変なことをしている」
という自覚に乏しいといわれます。
また発達障害やチックを併発しやすい点も特徴です。

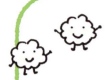

子どもはみんなこうなのか、うちの子だけがこうなのか…。迷ったことのある人もいるのでは。

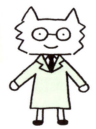

## 子どもの強迫症はわかりづらいことがあります

　小さい子どもの場合、自分でおかしいことをしているという意識がないことがよくあります。また、思いどおりにできないとかんしゃくを起こすなど、通常の発達段階でも強迫症のような様子が見られることもあります。そのため、すぐには**病気だとわからない**ことが多くあります。
　一方で、小さい子どもは症状を隠そうとしないし、まだまだ生活のなかで母親に依存している割合が高いので、**母親を巻き込んでしまう**ことも多いものです。強迫症とは知らず、「子育てがうまくいかない」と落ち込み、疲れてしまう人もいます。病気についての情報の普及が待たれます。

## チックや発達障害を併発しているケースも

　強迫症の子どものなかには、**チックや発達障害を併発していることが多くあります**。例えばチックでは、18歳未満の強迫症の人の半数以上が併発しているともいわれるほど。ややこしいことに、それぞれの病気でも強迫行為のような症状が見られることがあるのです。
　チックとは、本人の意志とは関係なく、まばたきや首を振る、鼻を鳴らすなどの動作を繰り返してしまう症状です。強迫症と区別しにくいこともあります。一方、発達障害の子どもに見られる、物の位置、食事や入浴の順序などを変えると混乱しパニックを起こすという様子は、強迫症と似ています。発達障害があることで集団生活がうまくいかず、それを機に強迫症の症状が出てしまうというケースもあるようです。

COLUMN 3

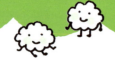

家族の方へ②
# 強迫症では、こんな様子も

　強迫症では以下の様子が見られることもあります。病気をみつけるヒントになるかもしれません。
- **トイレットペーパーの減りが早い、トイレが詰まる**：トイレットペーパーを何重にも重ねて拭くため
- **水道代が一般家庭の何倍もする**：汚染への不安などから1日に何度も洗濯等をするため
- **手の皮膚が乾燥してボロボロ**：洗いすぎ、消毒を繰り返すため
- **家の外では椅子に腰かけようとしない**：汚染への不安から
- **（子どもの場合）不登校**：トリガーがあって通学できない、人間関係がうまくいっていない、授業についていけないことなどから
- **動きがぎこちない、頭痛、肩こりを訴える**：常に緊張し全身に力が入っていることが多いため

　ただし、本人がつらそうでなく周囲の人も困っていないなら、様子を見守ったほうがいい場合もあります。

PART 3

# 病院やクリニックでの治療

1990年代後半から、日本での強迫症医療が大きく進歩し、
かつては治らなかった強迫症でも回復が期待できるようになりました。
生きづらさを感じているなら勇気を出して
受診してみてはいかがでしょうか。
この章では、薬物療法を中心に医療機関での治療をご紹介します。

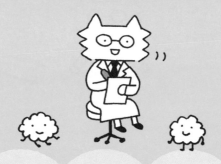

PART3 病院やクリニックでの治療

# 「つらい」と感じたら受診しましょう

自分は強迫症かもしれない。
そう思っても精神科の受診は勇気がいることですね。
受診しなくてもご自身や家族の方、
周囲の方々が困っていないなら、問題はありません。
でも症状のせいでいよいよ困ってしまったら、
治療できることを覚えておいてほしいものです。

強迫症は疲れる病気です。しんどいな、と思ったら専門家に頼ってもいいんですよ。

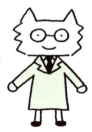
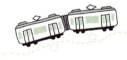

## 10年ガマンしている人もいます。でも…

強迫症のような**ココロの病気を専門に診療しているのは、精神科や心療内科などです**。でもこれら診療科の受診に躊躇する人は多いもの。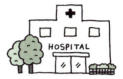

ある調査によると、過去1年間で強迫症を含む不安症を経験した人のうち、医療機関を受診したのはわずか2割弱。しかもその受診先の多くは、内科など精神科以外の診療科で、精神科を受診した人は1割にも満たなかったとわかったそうです。

発症から受診までに平均3〜4年や7〜8年かかるという指摘もあります。10年経ってどうしようもなくなってから受診する人も珍しくないとも。

## ほかの病気の可能性があることを忘れないで

強迫症は、必ずしも早期発見・早期治療が「正解」な病気ではありません。受診せずに症状と折り合いをつけながら生活している人もいます。なかには治療をしなくとも自然に症状が落ち着いていくこともあります。

しかし一方で、治療しないと悪化し続ける人もいます。また、PART 2 でみてきたような、**ほかの病気が紛れ込んでいる可能性もあります**。気づかないうちに自分や家族がストレスを抱えて疲弊していることも考えられます。早めに受診したほうがいいケースもあるのです。

**症状がひどくなった、自分や家族が疲れる、普通の生活ができずにつらい、不便だと感じたときは、専門家に助けてもらいませんか**。

PART3 病院やクリニックでの治療

# ❷ 病院やクリニックはどうやって選べばいいの？

実際に病院に行くとしたらどこに行こう…。
そう迷う人もいるのではないでしょうか。
強迫症は珍しい病気ではありませんが、
有効な治療法が登場してから歴史が浅いためか、
専門にする医師がまだ多くはいません。
受診する人のほうで、くわしい医師を探す必要があります。

病院探しは特に慎重になりますね。誰かに相談するのは恥ずかしいことではありませんよ。

## ホームページで「強迫症」の文字を探しましょう

　精神科や心療内科でも、強迫症をあまり診たことがないという病院やクリニックもあります。面倒でも、受診する側が、強迫症にくわしい医療機関を探すことが大切です。

　お勧めの探し方としては、最初にクリニックや病院の**ホームページをチェック！**　病院や医師の得意とする疾患が書かれているページを探し、そのなかに**「強迫症（強迫性障害）」とあれば候補になります**。何ヵ所か候補を挙げましょう。本書のp.159も参考にしてください。

　医療機関での治療は、薬物療法と次章で紹介する認知行動療法が中心になります。自分はどんな治療がいいのか考え、先の候補のなかから**自分に合った治療をしてくれそうな医療機関を探します**。実際に受診してみて、**しっかり説明してくれるかどうか**もチェックポイントです。

## 公的な相談窓口や訪問診療も活用しましょう

　**保健所**や、各都道府県と政令指定都市にある**精神保健福祉センター**の相談窓口に問い合わせる方法もあります。地域の医療機関に関する情報が得られるほか、電話や面接で相談にのってくれることもあります。

　本人が外出できない場合、**訪問診療を行なっている精神科の医療機関もある**ので、インターネットや、保健所、精神保健福祉センターに尋ねるなどして探してみてはいかがでしょうか。子どもの場合は**児童精神科**の受診が勧められます。

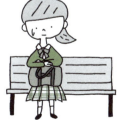

PART3 病院やクリニックでの治療

# 症状が落ち着いている状態、「寛解」をめざしましょう

強迫症は、適切な治療によって
かなりの割合で改善するといわれています。
ただし全員が完全に発症前の状態に戻るかというと、
そこまではむずかしいのが現状です。
まずは、症状が落ち着いていて
日常生活に支障がない状態、「寛解(かんかい)」をめざしませんか。

完治をめざそうとせず、病気をコントロールできる状態にしようという考え方です。

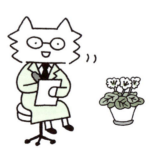

## ココロの病気は「治る」の定義があいまいです

　強迫症のようなココロの病気は、「治った」の定義がはっきりとしていません。今は症状がなくなっても、5年後、10年後に再発する可能性はあるし、多少の症状が残っていても、日常生活を送るうえで気にならなければ、もう病気とはいえないからです。
　強迫症は適切な治療によって、**患者さんの半数以上に、症状が軽くなったり、なくなったりする様子が見られています**。そういう意味で、「強迫症は治せる病気」だといわれるのです。

## 100％でなければ、めざす意味がない？

　人によっては「100％じゃないと、治せる病気とはいえないじゃないか」「再発するなら治す意味がない」と、治療への意欲が失せてしまうこともあるかもしれません。
　でも、治療をしてみなければ結果はわかりません。また、症状がゼロにならなくとも、手洗いに1時間かかっていた人が20分で済むようになったら、**生活はだいぶラクになります**。ほかの人と同じように通学や通勤ができるようになる可能性もグンと増えるのです。再発の心配はあるとしても、症状のない期間が長ければ、それだけ家族も休むことができるし、うつ病などを併発するリスクも減ることになります。
　まずは、**症状が落ち着いていてコントロールできている状態「寛解」をめざし**、治療を考えてはいかがでしょうか。

PART3 病院やクリニックでの治療

# 治療の柱は薬物療法と認知行動療法です

強迫症の治療の柱は、SSRIという薬を使う薬物療法と、
精神療法の一種の認知行動療法、この2つです。
それぞれメリットとデメリットがあるので、
一緒にみていきましょう。
併せて一般的な治療の流れも紹介します。

それぞれの治療法の特徴を理解し、自分に合った方法を探したいですね。

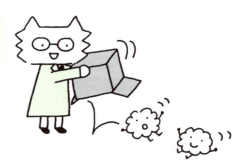

## 即効性が期待できる薬物療法、長く効きやすい認知行動療法

　医療機関での強迫症治療の中心は、薬物療法と認知行動療法です。薬物療法ではSSRIという薬が、認知行動療法では曝露反応妨害法（エクスポージャー＆レスポンス・プリベンション）という方法が主に用いられます。

　これらの治療が登場して、強迫症の改善率は向上しました。でもそれぞれメリットとデメリットが。**薬物療法は治療を開始しやすく比較的早い効果の発現が期待できます**が、副作用や中断時の再発の可能性が指摘されます。**認知行動療法は効果が高く、かつ持続し再発予防も期待できる**といわれますが、患者さんの状況によっては開始や継続がむずかしい場合も。実施している医療機関が多くなく、また治療者の技量等に影響されやすいとも。

　一般的な診療の流れは下記のとおり。多くは薬物療法を先行させます。それで症状を落ち着かせてから認知行動療法を開始します。なかには薬物療法を経ずに認知行動療法を開始することも。並行して、本人や家族に対して病気についての理解を促す心理教育の時間がもたれます。

**一般的な治療の流れ**
- 問診や診断基準により強迫症であると診断、重症度を把握
- 心理教育＝病気と治療についての説明
  病気を理解し、治療へのモチベーションを高める
- 薬物療法＋(or) 認知行動療法
  ★通常は通院で治療します

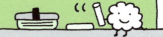

PART3 病院やクリニックでの治療

# 最初に医師との信頼関係を築きましょう

強迫症を治すには、
患者さんの主体的な態度が不可欠です。
しかも改善するまでは時間がかかります。
治療を途中で投げ出さず、意欲をもって取り組み続けるためには、
最初に医師と患者さんとで
信頼関係をつくることがとても大事です。

"治療同盟"を組んで一緒に病気に立ち向かう姿勢が、病気の克服を近づけますよ。

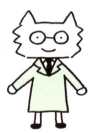

## 正しい知識を身につけましょう

　精神科や心療内科では、最初に問診や Y-BOCS（エール・ブラウン強迫観念・行為尺度）という症状のチェックリストなどで、診断をつけ重症度を把握します。

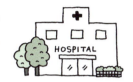

　次に、**病気と治療についての説明の時間**がもたれます。これを**心理教育**といいます。有病率や放置するとどうなるのか、どんな治療法があってその見通しはどうかなど、病気を理解するのです。患者さんの多くはインターネットなどで調べてから受診しますが、誤解もあります。心理教育をとおし正しい知識を得ることで、**納得して治療に踏み切ることができます**。

## 心理教育は治療への意欲を支えます

　心理教育にはもう１つ、大切な意味があります。**患者さんと医師ら治療者が信頼関係を結ぶ**ことです。強迫症の治療は１年以上の時間がかかります。なかなか改善が見られず、やる気を維持するのが困難なことも。それを支えるのが、医師あるいは心理職などの治療者との信頼関係だといえます。

　医療機関によりますが、心理教育のなかで医師は患者さんの話にじっくり耳を傾け、患者さんの状況などについて一緒に考えることもします。実はそんなやりとり自体が、支持的精神療法といって、一種の治療になっていることがあります。これだけで寛解（かんかい）は望めませんが、認知行動療法がなかった時代には、この支持的精神療法で症状がラクになった人もいたのは事実です。

PART3 病院やクリニックでの治療

# SSRIとは
# どういう薬でしょうか？

SSRI は抗うつ薬の一種です。
日本では、2種類のSSRIが強迫症の治療薬として認可されています。
どういう薬でしょうか。
また、SSRI以外には、どんな薬があるのでしょうか。
順にみていきましょう。

処方される薬のことは
気になるものですね。
納得して服用してくだ
さい。

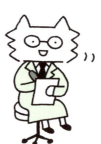

## SSRIはセロトニンの働きをアップさせる薬です

　強迫症の薬物療法で**最初に使われる薬は、抗うつ薬の一種、SSRI**（選択的セロトニン再取り込み阻害剤）です。

　強迫症の症状は、脳のなかの神経伝達物質であるセロトニンの働きが低下しているときに出現すると考えられています。**SSRIはそのセロトニンの量が減らないようにする薬**です。

　似たようなメカニズムの薬に、三環系の抗うつ薬と呼ばれるSRI（セロトニン再取り込み阻害剤）があります。古くからある薬です。

　いずれも抗うつ薬なので併発しているうつ病の改善も期待できます。

　抗うつ薬のほかに、抗精神病薬が使われることがあります。リスペリドン（商品名はリスパダール）、オランザピン（商品名はジプレキサ）、クエチアピン（商品名はセロクエル）、アリピプラゾール（商品名はエビリファイ）などです。

---

**強迫症で主に用いられる抗うつ薬**
- ●SSRI（選択的セロトニン再取り込み阻害剤）
  - ◎フルボキサミン（商品名はデプロメール、ルボックス）
  - ◎パロキセチン（商品名はパキシル）
  - ・セルトラリン（商品名はジェイゾロフト）
- ●SRI（セロトニン再取り込み阻害剤／三環系）
  - ・クロミプラミン（商品名はアナフラニール）

◎は保険適用

PART3 病院やクリニックでの治療

# 薬物療法は
# どのように進めるの？

比較的即効性があるといわれる薬物療法ですが、
それでも効果が現れ始めるまでに少なくとも数週間はかかるのが普通。
必要に応じて多量の抗うつ薬を使うのも強迫症の治療の特徴です。
いざ始めたときに驚かないように、
薬物療法の流れを追ってみましょう。

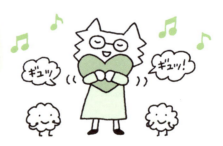

強迫症の治療には時間がかかります。のんびり構えてくださいね。

### SSRIを少しずつ増やしながら様子をみます

　薬物療法は、1種類のSSRIの服用から始めます。効果が発現するまでに、早くて数週間、人によっては数カ月ほど時間が必要です。様子をみながら**1～2週間おきに少しずつ増量**します。**急に使用量を増やすと副作用の心配があるので、焦らないこと**がポイント。強迫症の治療には、うつ病に比べて1.5～2倍もの量の抗うつ薬を使うことがあります。

　3～6カ月ほど服用を続けてみて、効果が感じられない場合はほかのSSRIに切り替えます。そのときは、一方をゆっくり減らし一方をゆっくり増やすという方法をとります。それでも効果が得られない場合は、SRIや抗精神病薬を使うこともあります。抗精神病薬は、SSRIから切り替えるのではなく、少量を上乗せするという使い方です。

　効果が得られて症状が改善しても、**すぐに服薬を中止すると再発の恐れがあるので、しばらく飲み続けます**。

### 約半数の人に効果が認められます

　SSRIによる薬物療法では、**約半数の人の症状が改善する**といわれます。

　また薬物療法と、後述する認知行動療法のような非薬物療法を組み合わせることで、改善効果がより増すといわれています。

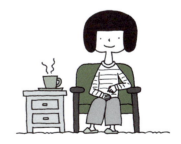

PART3 病院やクリニックでの治療

# 精神科の薬は怖いって本当でしょうか？

精神科の薬は怖い。
そんなイメージをもっている人もいるのではないでしょうか。
確かに薬には副作用があります。
でも半分の人は服用することで
「ラクになった」「飲んでいるほうがいい」と言います。
どう考えればいいのでしょうか。

薬には長所も短所もあります。理解してから服用してください。

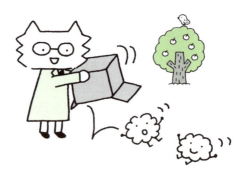

### 副作用にはどういうものがあるのでしょうか

　SSRIは、ほかの抗うつ薬と比べると副作用が少ないのが特徴ですが、**吐き気や下痢、便秘、頭がぼーっとする、口の渇き**などが見られることがあります。たいていは数週間飲み続けると自然になくなります。若い人では稀に飲み始めや増量してすぐに、不安やイライラ、すぐカッとなるなどの症状が見られることもあり、使用には注意が必要です。また、治療の途中で服用をやめると再発や離脱症状の心配も…。
　こんなことから、精神科の薬を敬遠する人はいます。

### 薬物療法にはメリットもいっぱいあります

　一方、薬物療法を受けている人のなかには、薬の効果の発現を待てず、「効かないようだ。別の薬はないのか」と言う人がいます。その結果、数種類を同時に服用しているケースも。そんな様子をみることでも、「薬漬けにされるのでは？」などと不安を抱いてしまう人がいるようです。
　でも、**メリットもたくさんあります**。何より薬は飲めばいいのだから簡単。身近な医療機関で処方してもらえ、効果が比較的早く現れるといわれます。複数のとらわれを同時に軽減させることも期待できます。医師の指示を守り服用する限り、それほど怖いものではありません。
　**薬物療法は強迫症治療の大切な手段**です。きちんと理解しないまま「薬は嫌だ」では、改善の機会が減ってしまいもったいないのでは？

PART3 病院やクリニックでの治療

## 9 薬物療法はどうやって終了するの？

薬物療法の終了の仕方もみておきましょう。
というのも、症状がなくなると自己判断で服薬量を減らしたり
飲むのをやめたりする人がいるからです。
すると離脱症状（禁断症状）が現れる危険が…。
症状が改善しても、医師の指示を守ることが大切です。

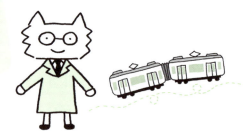

症状がなくなってもしばらく服薬は続けること。これも大事なポイントですよ。

## 勝手に服薬をやめるのは危険！

　薬物療法で症状が改善してからも、副作用がなくて本人が続けたいという場合は、そのまましばらく服薬を続けてもかまいません。薬物療法を終了する場合は、再発がないか、体調に異常がないか、医師が注意深く観察しながら、**少しずつ量を減らします。**

　症状がなくなると、**自己判断で服薬を中断してしまう人がいますが、それは非常に危険な行為**です。急に中断すると病気が再発する可能性があるうえ、中断症候群といって、離脱症状（禁断症状）が出ることがあるのです。主な離脱症状としては、めまいや睡眠障害、しびれ、頭痛、吐き気などが挙げられます。

## 再発の可能性も考えておきましょう

　医師の指示を守ってゆっくり薬の量を減らし、薬物療法を終了したとしても、しばらく経って再発することはあります。

　ただしその場合でも、心理教育により、どんなときに症状が再発しやすいのか理解できていて、しかも症状を効果的に抑える薬があるとわかっていれば、落ち着いて対処できるのではないでしょうか。

　そういう意味でも、**心理教育から治療の終了まで、医師と二人三脚で臨むという気持ちが大切です。**

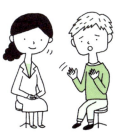

PART3 病院やクリニックでの治療

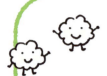

10

# 子どもの薬物療法は、どのように進めるの？

子どもの強迫症の治療でも薬物療法と認知行動療法が柱となります。
ただし子どもの場合は、
薬物療法より先に認知行動療法を行うことが勧められています。
薬物療法は大人の場合よりも
さらに慎重に進める必要があるのです。
治療に対する親の理解も不可欠です。

子どもには薬を飲ませたくない！ そういう親御さんも多いようです。納得するまで相談してください。

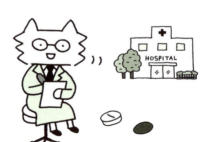

## 薬物療法以外の治療法を先行します

一般的に子どもの強迫症では、すぐには薬物療法を始めません。

本人と家族への**心理教育を十分にし、最初に認知行動療法などの非薬物療法**を行います。それがむずかしい場合や効果が十分でない場合、薬物療法を始めるという流れです。

## 子どもの薬物療法の特徴とは？

子どもの薬物療法でも、大人と同様にSSRIが第一選択薬になります。しかし18歳未満では、抗うつ薬を服用し始めたときや量を変えたときの副作用のリスクが、成人よりも高いことが心配されています。医師はメリットとリスクを十分に説明し、慎重に症状を観察しながら薬を使います。

そうはいっても、**SSRIを実際に服用する現場は、主に家庭**です。子どもが小さいうちは、お母さんやお父さんがSSRIの錠剤を保管し、時間がきたら飲ませるということになるでしょう。その際も、「うちの子はもう大丈夫」「お医者さんは必要以上に薬を出したがるものだ」などと言って、**勝手に量を減らしたり服薬を中断したりすることはやめましょう**。お母さんやお父さんが薬物療法をきちんと理解し、医師の指示を守ることが非常に大切です。

なお、チックを併発している場合は違う薬も用いられます。心配なとき、わからないことがあったときは医師に尋ねてください。

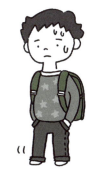

COLUMN 4

家族の方へ③
## 本人が受診をしぶったときは

　精神科の受診は、誰にとっても愉快なことではありません。特に強迫症の人のなかには「ひと任せ」にすることが苦手で、症状のコントロールを医師にゆだねることに抵抗を覚える人もいるといわれています。「医者に自分の病気は治せない」と決めてかかる人もいるようです。こんな理由もあって、家族が勧めても受診しないことはよくあります。困ってしまいますね。
　でも、受診しないことを責めるのはガマン。まず「治療でよくなるみたいだよ、今のままだとつらいね」とメリットを説明して受診への背中を押し、少しでも前向きになったら、そのことを勇気ある姿勢だと認め、応援するといいようです。
　保健所や精神保健福祉センター、受診する予定の精神科に、受診の促し方について相談してみるのもいいのではないでしょうか。

# PART 4

# やる気がカンジン！
# 認知行動療法

認知行動療法は、薬物療法と並ぶ強迫症治療の柱。
考え方のクセをとり行動を変えることで
症状を生み出す悪循環を断ち切る治療法です。
この章では認知行動療法の進め方と家庭での応用の仕方を紹介します。
それ以外の非薬物療法についてもみていきます。

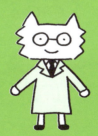

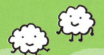

PART 4 取材協力／千葉大学医学部附属病院
認知行動療法センター長　清水栄司先生

PART4 やる気がカンジン！ 認知行動療法

# 薬を使わない治療法、認知行動療法って？

認知行動療法とは耳慣れない言葉かもしれませんね。
これは認知（考え方）の偏りやクセを修正する認知療法と、
行動を修正する行動療法を合体させた治療法。
日本ではまだ一般的とはいえませんが、
イギリスやアメリカでは強迫症治療の中心を担っています。

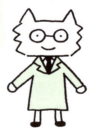

初めて知ったという人もいるかもしれませんね。効果の高い治療法ですよ。

## 悪循環を断ち切る治療法です

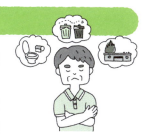

　PART 2でもみたように、強迫症は頭に浮かんだ強迫観念と、その不安や不快感を解消しようとして行う強迫行為の、悪循環にはまってしまっている状態です。認知行動療法は、精神（心理）療法の手法を使い、その悪循環を起こしている認知の偏り、つまり**考え方のクセを修正し、行動を変えることで、悪循環を断ち切ろう**という治療法。

　そのなかでも強迫症で行われているのは、主に曝露反応妨害法（エクスポージャー＆レスポンス・プリベンション）という方法です。

## 効果が高く副作用や再発が起こりにくい！

　認知行動療法は、パニック症や社交不安症、うつ病などのココロの病気の治療に幅広く用いられていますが、なかでも強迫症に対しての効果が高く、**約75％の患者さんの症状を改善させる**といわれています。イギリスやアメリカでは、最初に採用するべき治療法に位置づけられているほどです。副作用の心配がなく、効果が長く持続し再発が起こりにくい点も特徴です。

　ただし日本ではまだそれほど知られていません。一定の効果を得るには、経験と技術力が豊富な医師や心理の専門家が治療にあたる必要があるのですが、その人数がまだ多くないのです。現在、養成が進められていますが、誰もが身近に受けられる治療になる日が待たれます。なお、専門医のいる医療機関で標準的な認知行動療法を受ける場合は、保険診療となります。

PART4 やる気がカンジン！ 認知行動療法

# 認知行動療法の流れを みていきましょう

「考え方を変えるって、どうやって？」
「専門家のアドバイスを聞くの？」
という疑問がわいてきたかもしれませんね。
認知行動療法はアドバイスではありません。
セラピストと患者さんが一緒に分析や実験、
体験をしながらゆっくり認知と行動を変えていく治療法です。

単なる「相談」「アドバイス」ではなく、確立された「治療」ですよ。

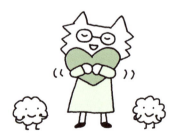

## 認知行動療法の主役は患者さん自身です

　強迫症では、1回30～50分のセッションが週1回程度のペースで、通常16回行われます。セッションというのは、認知行動療法のセラピスト（医師、心理職など）が患者さんと会って行う診療のこと。まずセラピストと患者さんとで、患者さんの思考や感情、行動を分析し、**考え方のクセを見つける「認知療法」**が行われます。さらに曝露反応妨害法といって、**苦手な状況にあえて直面しながら強迫行為をガマンして不安に慣れるという「行動療法」**をとおし行動を修正して、**不安を克服していく**という流れです。

　宿題も出されますが、これも非常に大切な治療の一環です。

　患者さんが治療の目的を理解していなかったり、積極的に取り組む気持ちになれなかったりしたときは、次の段階には進みません。**認知行動療法の主役は患者さん自身。セラピストはガイド**なのです。

### 強迫症に対する標準的な認知行動療法の流れ

●セッション1～5
・強迫症とはどういう病気か理解する
・発症のメカニズムを理解する
　（自分の悪循環や状況を理解する）
・治療の目標を立てる
・曝露反応妨害法を理解して、準備をする

●セッション6～14
・曝露反応妨害法の実施
・少しずつむずかしい課題にチャレンジする
・達成できないときは原因を探り対応していく
・自分で曝露反応妨害法をできるようにする

●セッション15～16
・治療効果を検証
・再発したときの対処法を理解する

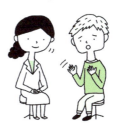

PART4 やる気がカンジン！　認知行動療法

# 進め方と目的を理解しましょう

認知行動療法は、感情や行動を
コントロールする力をつけていく治療法ともいえるので、
ゆっくり順序よく取り組むことが大事。
いきなり曝露反応妨害法（ばくろ はんのうぼうがいほう）を試しても効果は期待薄です。
進め方をくわしくみていきましょう。
家庭で応用するときも参考にしてください。

長い時間をかけてついてしまった認知のクセをとるには、それなりの時間がかかるのです。

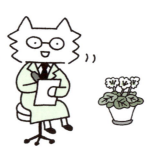

### 悪循環を断ち切るポイントを探します

　16回のセッションのうち、1〜5回は、強迫症に支配されている生活を見直し、こり固まってしまった強迫症状の悪循環を少しずつ解きほぐして、どうすると悪循環が止まるのか明らかにしていく時間です。

　強迫症では、強迫行為が儀式化してしまい、もともとの行為の目的が二の次になっていることが多くあります。その結果、認知（考え方）のクセを自覚しにくいため、「ここを修正するといい」というポイントがしぼれなくなっているのです。そこで**悪循環の図**などを描いて、**自身の発症のメカニズムと認知の偏りを明らかにします**。併せて毎日の**生活の行動を記録**し、無意識で行なっている儀式を見つけます（p.127 参照）。

　セラピストは「何十分も手を洗わないと病気になるって、どのくらい信じていますか？」などと質問を適宜投げかけ、考え方のクセを見つけ、修正する余地がないか気づかせる働きかけもします。客観的に問題点を把握することができるようになり、**とらわれから逃れる用意が整っていきます**。

### 曝露反応妨害法（ばくろはんのうぼうがいほう）の準備をします

　次に、どの症状をとりたいのか、治ったら何をしたいのか、治療の目標を立て、曝露反応妨害法へのモチベーションを高めます。

　さらに治療に関する説明を十分に受けて納得したうえで、苦手なもののランク付けをし、**「不安階層表」**という表にまとめます。そして**苦手度の低いものから順に曝露反応妨害法に挑戦**するという流れです。

# 4

# 悪循環の図とは
# どういうものでしょうか

強迫症の人は、自分がなぜこんな強迫行為をやめられないのか、
本当は何が怖いのか、事実と思い込みと感情が
ごちゃ混ぜになって悪循環に陥っていることが多くあります。
悪循環を図にすることは、その塊を解きほぐし、
修正ポイントをしぼる手がかりになります。

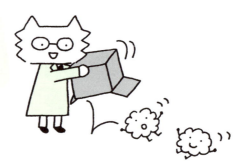

「ここの考え、変だな」と自分で認知の偏りに気づいたら、しめたもの！

# 悪循環の図　Ａくんの場合

　巻頭のＡくんは電車のつり革や手すりに触れると「病気になる」という不安が募り、時間をかけて手を洗います。繰り返すうちに、何十分も手を洗うという行為自体が、しないと落ち着かないものになりました。

　そんなＡくんの状況を表したのが下の図です。「あれ？」と思うことはありませんか。例えばつり革や手すりに触れたらすぐに洗わないと病気になるって、考えすぎでは？　１回の手洗いでも病気は予防できるのでは？　図を描くことで、そんな認知の偏りを自分で見つけていきます。

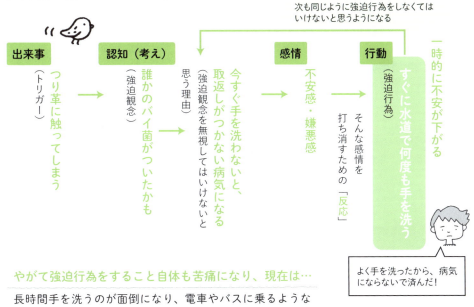

やがて強迫行為をすること自体も苦痛になり、現在は…
長時間手を洗うのが面倒になり、電車やバスに乗るような外出を避けることが多い。引きこもりの状態になりそうだ。

図版提供／千葉大学医学部附属病院
認知行動療法センター長　清水栄司先生

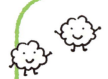

# ⑤ 自分の悪循環を 図にしてみましょう

ここで、一緒にあなたの悪循環を図にしてみましょう。
最初はむずかしいかもしれませんが、
自分で記入することで、頭のなかが整理されていきます。
全部記入したら、自分に質問してみましょう。
問題点がクリアになったら、治療がより効果的になります。

あなたをとらえている
ものの正体をつかむ
作業です。正体がわ
かったら、立ち向かえ
そうですね。

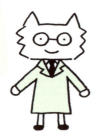

# あなたの悪循環を図にしてみましょう

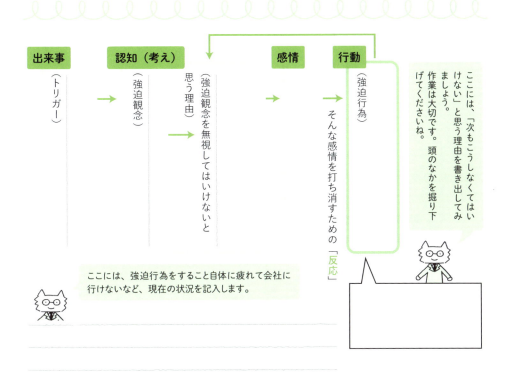

この図は、拡大版が下記よりダウンロードできます。
https://www.shoeisha.co.jp/book/download/9784798152417

# 治療の目標を設定します

悪循環の図や行動記録などをとおして
考え方のクセや生活のなかの儀式を探したら、次に治療目標を定めます。
どの症状をとりたいのか、いつごろまでにどの程度、
何のために改善したいのか、短・中・長期の目標です。
これは強迫症治療の"モグラたたき状態"の予防にもなります。

症状が治まったら何をしよう？ 家族とおしゃべりしながら考えてくださいね。

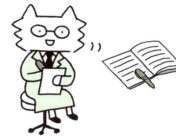

患者さんの多くは「手洗いがやめられない」「確認せずにはいられない」など、複数の症状を抱えています。通常は16回のセッションをとおし1つの症状を改善させるので、**最初に何の症状をターゲットにするのか決めます**。さらに**いつまでにどうなりたいのか、目標を明確にします**。強迫症の人はヒマになると不安の種を探してしまうのか、汚染の心配が収まったら数字が気になるなど、とらわれが移り変わることがあります。治療をしても"モグラたたき状態"になりかねません。目標をはっきりもつことで、治療への意欲を高め、次の症状が発症するスキをつくらないというわけです。

### 治療目標の例

- **短期目標**（1〜2週間後の目標）
  - 1人でスーパーや銀行に行けるようになりたい
  - 自宅マンションのインターホンや自動ドアのタッチ部分に触れられるようになりたい

- **中期目標**（4〜5カ月後の目標＝認知行動療法が終わるころ）
  - 電車に乗って市役所やハローワークに行けるようになりたい
  - お金や電車の手すり、つり革に触ったあと、家に帰るまで手を洗わないようにしたい
  - 市役所やハローワークの椅子に座れるようになりたい

- **長期目標**（1〜2年後の目標）
  - 就職したい
  - 自宅以外のトイレを使えるようになりたい

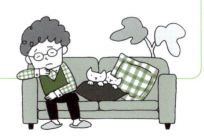

PART4 やる気がカンジン！　認知行動療法

# 曝露反応妨害法は「不安に反応しない」という治療法

自分をとらえるものの正体がわかったら、
曝露反応妨害法でそれを無力化していきます。
曝露反応妨害法は、不安を感じる状況に
あえて身を置きながらも不安に反応しない、
つまり強迫行為をガマンする治療法です。
不安に慣れ悪循環が断ち切られます。

今は「無理！」と思っても、きっと大丈夫。そんな人がトライしてよくなっていますよ。

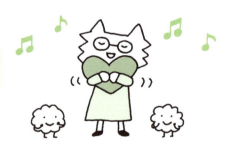

112

# 悪循環を断ち切る仕組み

　曝露とは、さらすこと。曝露反応妨害法は、不安の対象にさらされつつ、反応しない、つまり強迫行為をしないという治療法です。

　認知行動療法の大家であるイギリスのポール・サルコフスキスは、例え話で強迫症の構造をいじめっ子といじめられっ子のようだと説明しています。いじめっ子（強迫観念）にいわれるままに強迫行為をしていると、いじめっ子の要求はどんどん大きくなります。だからいじめられっ子（患者さん）は、どこかで勇気をもって要求を無視しなくてはいけません。無視し続けたらあきらめてつきまとうのをやめるはずです。

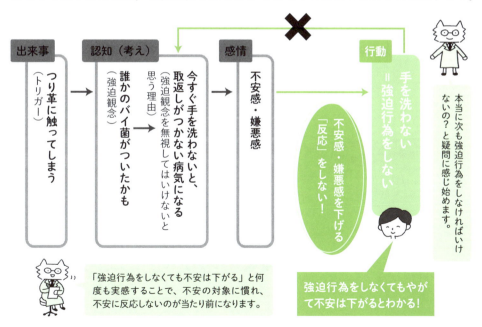

PART4 やる気がカンジン！ 認知行動療法

# 8

# 時間が経てば
# 不安は収まります

曝露反応妨害法を経験したことのない人は
想像がむずかしいかもしれませんが、
強迫観念に反応しないことで
不安はいったん高まるものの、その後は徐々に下がります。
「何もしなくても大丈夫だ」と実感できるはず。
やがて不安に反応しなくても平気になります。

「強迫行為をしろ」と
脅されても、無視！
それ以上のことはして
きませんよ。

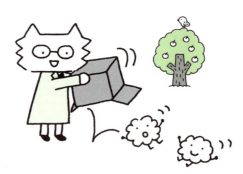

強迫観念に反応しないと、いったん不安が高まります。いじめっ子が「強迫行為をしないとひどい目に合わせるぞ」と脅しをかけているのです。でも、セラピストとセッションを重ねた今なら、自分をとらえるいじめっ子の恐ろしさに疑問を感じ始めているはず。

　そのまま**不安をグッとガマンして、強迫行為をしないでいると、１時間半から２時間程度で不安は下がる**とわかっています。いじめっ子の脅し文句に慣れるといってもいいでしょう。

　何もしなくても不安は下がる。そう実感する経験を何度もすると、感じる不安の程度が低くなり、収まるまでの時間も短くなっていきます。

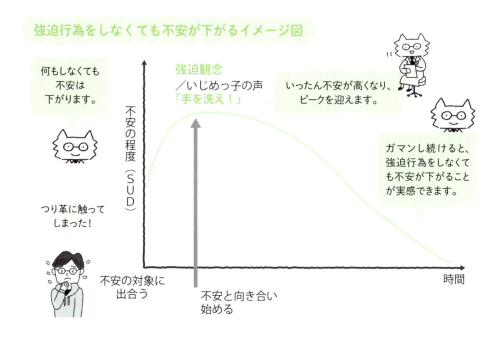

強迫行為をしなくても不安が下がるイメージ図

PART4 やる気がカンジン！　認知行動療法

# 曝露反応妨害法で
# 取り組む順番を
# 決めましょう

理屈がわかったところで、曝露反応妨害法の準備をします。
この治療では、不安の程度の低いものから向き合うことを始め、
だんだんとハードルを上げていきますので、
まず不安をかき立てるものを洗い出し、点数をつけて表にします。
これを不安階層表といいます。

きちんと準備をすることが、曝露反応妨害法の効果を得るうえで大切です。

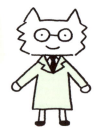

曝露反応妨害法は、**不安の程度の低いものから段階的に取り組んでいきます**。そのために、下図のような**不安階層表をつくります**。

　曝露反応妨害法では、不安の程度を主観的なつらさの単位（SUD）、つまり不安の点数で表します。不安をかき立てられる物事や状況を書き出し、そのなかでももっとも苦手なものを100点とした場合、それぞれ何点になるか考え、書き込んでいくのです。通常はセラピストと一緒に作成します。

## 不安階層表の例　Aくんの場合

不安マックス

SUD

|  |  |
|---|---|
| 100 | 公共のトイレの便器に触れる |
| 95 | 公共のトイレのドアノブに触れる |
| 90 | 自宅のトイレのドアノブに触れる |
| 85 | 道路を触る |
| 80 | 道路に落ちたものを拭かずに触る |
| 75 | 電車のつり革を素手で握る |
| 70 | 大学の教室の床に落ちたものを拭かずに触る |
| 60 | 大学の図書館の本に触る |
| 50 | 教室の机に弁当を置いて食べる |
| 40 | 図書館や教室の椅子に座る |
| 30 | 買ってきた雑誌を拭かずに読む |
| 20 | 他人からペットボトルや缶を素手で受け取る |
| 10 | |
| 0 | |

平気

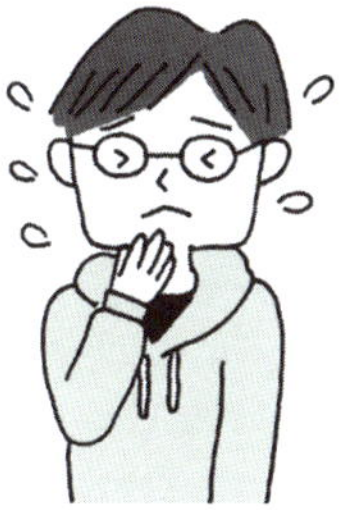

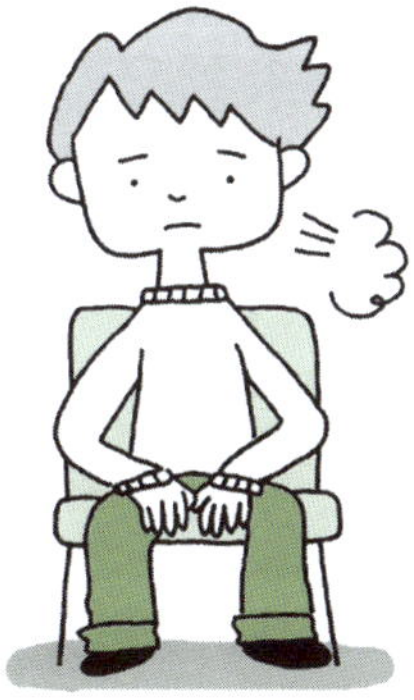

PART4 やる気がカンジン！ 認知行動療法

# 曝露反応妨害法を行います

曝露反応妨害法（ばくろはんのうぼうがいほう）を進めるときは、
不安階層表の点数の低いものから挑戦し、
5〜10分ごとに不安の点数（SUD）をつけながら不安と対峙します。
SUDのピークが十分に下がったら、
相談のうえ、もう1段階上の項目に挑戦。
いろいろなタイプで効果が実感できるはずです。

> SUDが低いことからゆっくり進めます。急がなくてもいいんですよ。

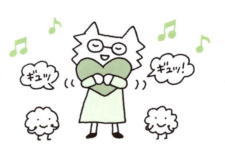

### 不安の程度と持続時間が減っていきます

　実際のセッションでは、たいていの場合、セラピストが見本を示すので、それにならって思い切って苦手なものに直面しましょう。不安が高まっても強迫行為はガマン。**気を逸らさずにじっくり不安と向き合ってください**。5〜10分おきにセラピストがSUDを尋ねます。きちんと向き合いつつ反応しないでいれば、セッションが終わるころにはだいぶ下がっているはず。家に着くころにはもっと下がっているでしょう。

　これを何度か繰り返すうちに、SUDのピークも下がります。**ピークが20〜30点になったら、相談のうえ、もう1段階上の項目にチャレンジします**。ホームワークとしても出されるので、毎日トライしましょう。

### さまざまなタイプの強迫症に効果があります

　曝露反応妨害法(ばくろはんのうぼうがいほう)は、汚染の心配以外にも、いろいろなタイプの強迫症を治療します。不安への向き合い方の例を挙げると…。

- **戸締りや火の元を何度も確認してしまう人**：確認の回数を減らして出かける、1度も確認せずに出かけて確かめに戻らない。
- **運転中、人をひいてしまったのではないかと心配する人**：不安になっても運転を続けバックミラーで確認しない、その場所まで戻らない。
- **何度も文章の同じ部分を読んでしまう人**：頭に入っていない気がしても先に読み進める。

　どの場合も、最初に不安階層表を書き、不安の程度の低い項目から順に挑戦します。

PART4 やる気がカンジン！ 認知行動療法

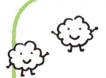

# うまくいかないときは、原因を探します

実際の治療の現場では、
SUDがいつまでも下がらないということがよくあります。
でも大丈夫。原因はいくつか考えられ、
セラピストはその対処法をもっています。
自分で曝露反応妨害法をする際の注意ポイントにもなりますので、
代表的なものを挙げておきます。

セラピストはうまくい
かないことも想定内。
がっかりしなくて大丈
夫です。

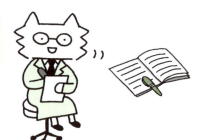

## 頭のなかで強迫行為をしていない？

　不安がいつまでも下がらない人のなかには、**頭のなかで強迫行為をしたり不安との対峙を避けたりしている**ことが多くあります。

　例えば床に触れられない人が、治療のために床に触ったあと、頭のなかで「汚くない汚くない」と唱える——。これは、汚れてしまうイメージを打ち消すという強迫行為を行なっているわけで、強迫観念に反応していることになります。セッションでそんな様子が見られたら、セラピストは「打ち消していませんか？」などと指摘します。同じく床に触れても、「あとで手を洗おう」と考えて、その手が自分の体や持ち物に触れないよう、宙に浮かせている人もいます。これでは不安に直面していることにはなりません。セラピストは「床に触った手で顔をなでてください」などと誘導します。

　気を逸らすためにほかのことを考えるというのも、曝露反応妨害法（ばくろはんのうぼうがいほう）の趣旨からすると正しくはありません。**じっくり不安と向き合い**、「汚染された」と感じながらも**受け入れ慣れることがポイント**だからです。気を逸らそうとして全然関係ないことを話し続けるような人には、「汚れた気がしますか」などと、不安を思い起こさせることもします。

## 効果が出にくい強迫症状もあります

　曝露反応妨害法は、“スッキリ”感を求めたり、目についたものに見入ってしまったりするような、強迫観念が明確でない強迫症状には、効果が出にくいといわれます。そのときはほかの手法を用います。

PART4 やる気がカンジン！ 認知行動療法

# 曝露反応妨害法が向かない人の認知行動療法とは

どうしても曝露反応妨害法が嫌だという人もいます。
また、先述のように曝露反応妨害法の効果を
得にくいタイプの強迫症や、
現実的に行動に移せない不安を抱えるケースもあります。
その場合は、想像エクスポージャーをはじめ、
いくつかの方法が用いられます。

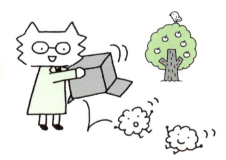

不安感がはっきりしない人、現実的でない不安を抱える人にも、治療法はありますよ。

## 頭のなかで不安に対峙する想像エクスポージャー

どうしても曝露反応妨害法(ばくろはんのうぼうがいほう)に踏み切れない人、現実的に対峙できない不安を抱える人には、「頭のなかでトライしませんか」と、「想像エクスポージャー」を勧めることもあります。例えば「鍋を火にかけっぱなしにして家を出てきた」など、**不安になる状況を想像することで、不安との直面の疑似体験をする**のです。その際、「肥溜(こえだ)めに落ちた自分」など、**最悪のケースを想像し慣れるのを待つ**という方法も用いられています。

もともと想像するだけでも怖いものを、あえて想像するのは勇気が必要。「やっぱり無理!」ということも。そんなとき、セラピストは無理強いはしません。悪循環の図や曝露反応妨害法の説明に立ち返り、意欲を待ちます。

## そのほかの認知行動療法

ただスッキリしたくて何時間も手を洗い続けるような人には、保健所などが勧奨する手洗い方法を**「正しいやり方」として改めて覚えてもらう**という方法もとられます。また**背景となる不安を探し、そこに働きかける認知的介入**も行われます。スムーズに歩けない人の背景に「4は不吉な数だから4歩目はこういう手順で踏み出さなくてはダメだ」という偏った考えを見つけたら、セラピストが"4"と言ってみせて、「私に不幸なことが起こるのか、来週確認してください」と話すという具合です。

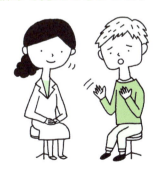

PART4 やる気がカンジン！ 認知行動療法

# 子どもの認知行動療法の進め方とは

子どもの強迫症には、
最初に認知行動療法を行うことが推奨されています。
子どもの場合は病気であることに気づいていないこともあり、
大人と同じ曝露反応妨害法がむずかしいケースも。
その反面、親の認知が変わることで改善が期待できます。

認知行動療法の現場に立ち会うことで、親御さんの認知が変わることもあるものです。

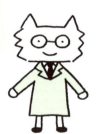

## 子どもにはイラストやマンガでやさしく伝えます

　子どもは、自分が病気であることや不安を抱えていることに気づいていない場合があります。そこで子どもの認知行動療法を行う医療機関では、**マンガやイラストを使って、子どもに自分自身の不安を気づかせ、考え方を変えていくように導く**治療方法がとられています。そして「苦手なことは、避けているとますます怖くなるね。立ち向かうと苦手じゃなくなるよ」などと、わかりやすい言葉で曝露反応妨害法に誘います。

## お父さんお母さんに同席を求めることもあります

　思春期前の子どもの強迫症には、お父さんやお母さんの考え方が影響しているといわれます。「強迫症の子どもの親には、不安を抱えやすい傾向が見られることが多い」という指摘も。治療に関しても影響はあり、子どもがセッションで「手を洗わなくていい」という考え方を受け入れようとがんばっても、家に帰ったとたん「ちゃんと手を洗いなさい」と言われるのでは、うまく進みませんね。

　そんなことから、思春期前の子どもの認知行動療法では、親の同席を求めることがよくあります。お父さんお母さんが病気のメカニズムや治療の意味を理解することは、ホームワークを実践するうえでも必要ですし、**自分の認知の偏りに気づくきっかけが得られます**。それで子どもの症状がよくなることもあるようです。

PART4 やる気がカンジン！ 認知行動療法

# 自分で曝露反応妨害法に挑戦してみましょう

自分で曝露反応妨害法（ばくろ はんのうぼうがいほう）を行い、症状が改善することもあります。
これまでみてきた進め方や、右ページを参考に、
自宅でトライしてみてもいいのではないでしょうか。
ただしむずかしい場合やうまくいかない場合は、
医療機関に相談しましょう。

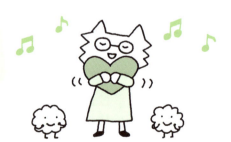

トライしようと思ったこと自体、改善に向け前進している証拠ですよ。

これまでみてきたとおり、曝露反応妨害法は、ただ強迫行為をガマンすることではありません。自分の**強迫観念と強迫行為の悪循環をきちんととらえる**ことが大事。p.109の記述シートを活用し、書き出してください。

　併せて、下表の要領で、よくある**1日の行動を書き出し、見直して**みましょう。今の自分の状況を客観的につかむことで、克服すべきターゲットがしぼられ、治療へのモチベーションが高まるはずです。

　それが出来たら短・中・長期の**治療目標を定めましょう**。続けて**不安階層表を書いてから、曝露反応妨害法に挑戦**します。その際、p.121でみたように頭のなかで打ち消さないこと。「ガマン、ガマン」などと自分に言い聞かせるのも、その行為自体が儀式化してしまう危険があるので要注意です。自分で不安の変化を観察します。うまくいかないときは医療機関に相談を。

### 行動記録表の例

| 時刻 | 生活のなかでしたこと | 強迫行為（どんなことを何回、何分したか）を具体的に |
|---|---|---|
| 5:00 | 起床、着替え、トイレ、洗顔、歯みがき | トイレのあとで手洗い(20分)、着替えの途中とあとに手を洗う(3回)、歯みがき(40分) |
| 6:30 | 朝食の準備、朝食、朝食の片付け | 冷蔵庫と引き出しに触るたびに手を洗う（計10回以上）、片付けながら栄養食品で朝食を済ませる |
| 7:30 | 夫と子どもを送り出す | 鞄や靴に触ったあとで手を洗う(合計20分)、消毒薬を使ってドアノブを拭く(2回) |
| 8:15 | 洗濯、部屋の掃除 | 洗濯機を3回転させ洗濯前の服に触るたびに手を洗う、物干し竿を拭く(3回)、洗濯槽のなかを拭く(3回) |
| 11:00 | トイレ、トイレ掃除 | トイレのあとで手を洗う(10分)、ウェットシートで壁や床、便器を拭く(40分) |
| 12:00 | 昼食 | 栄養食品を食べる、皮膚のささくれをむしる(40分) |

PART4 やる気がカンジン！ 認知行動療法

15

# そのほかの非薬物療法には どのようなものが あるでしょう

薬を使わない治療法はほかにもいくつかあります。
強迫症状は十人十色なので、
ほかの人に合わなくても自分には合うかもしれません。
試してみるのもいいでしょう。
ただし合わない治療法を繰り返すと
症状が強化されかねないので、深追いは禁物です。

いっとき不安が落ち着いても、生活全体がラクにならなかったら、すぐにやめてくださいね。

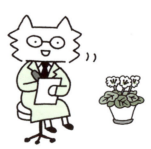

## 日常生活がラクになる方法を探しましょう

**読書療法**といって、強迫症の認知行動療法に関する本を読むことも改善策の1つです。全国各地に立ち上がっている**患者会に参加する**のもいい方法。自分の病気を客観視でき、病気とのつき合い方のヒントも得られそうです。

自己流の改善法で症状を克服した人もいます。例えば、曝露反応妨害法(ばくろはんのうぼうがいほう)では不安から気を逸らさないようにしますが、電話や電子メールをするなどして、**気を逸らして強迫行為をしない**という方法。また「5時になったら手を洗おう」などと決め、**強迫行為を先延ばしにする**方法も。いずれも、気がついたら強迫行為をしたい気持ちが収まっていた、となることが狙いです。

ただし、強迫行為が「手を洗う」ことから「電話する」に変わっただけ、という結果にならないように注意する必要があります。強迫行為にかける時間が減って生活全体がラクになったなら合っている方法だと考えられますが、**不安はいっとき収まるけれど生活が改善しないという場合は、強迫行為のやり方が変わっただけかもしれません**。その場合は中止し、医療機関に相談するか、ほかの方法を探しましょう。効果を把握するためにも、**行動記録をつけながら行うこと**が勧められます。

## 森田療法という治療法もあります

**森田療法という精神療法**もあります。不安をなくそうとせず、あるがままに受け入れようという考えを基本にした方法です。森田療法を取り入れている医療機関もあるので、興味がある人は探してみては。

PART4 やる気がカンジン！ 認知行動療法

# 回復期に無理は禁物です

症状が改善しても無理は禁物。
「もう治ったから」と
いきなりフルタイムの仕事を始めるなどと極端なことをすると、
ストレスから再発しかねません。
セッションで学んだ再発防止法を実践しながら、
リラックスを心がけて一歩一歩目標に向かいましょう。

> ここまできたら、症状の克服までもう一息です。ハリキリたくなっても急がないで。

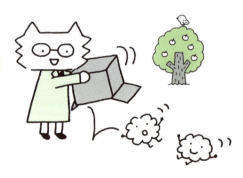

## 治療で身につけたスキルを活用しましょう

曝露反応妨害法（ばくろはんのうぼうがいほう）で症状が改善しても、自己判断で治療を中断せず、**新しい考え方や行動が定着したとセラピストが判断するまで続けること**が大切。長期の再発予防につながります。話し合いにより、16回のセッション以降も治療を継続することはよくあります。複数のとらわれを抱えている人では、セッションを30回行うことも珍しくはありません。

セッションでは再発しそうなときの対処法も習いますので、ぜひ実践してください。例えば「自分が戸締りの儀式をしなかったせいで、強盗が入り家族が死んでしまう」といった最悪のケースを想像して録音しておき、再発しそうなときはそれを聞き返す。すると、何もしないでも家族は死なないことを思い出し、不安を感じにくくなるという方法などもあります。

## 強迫症を忘れる時間をもちましょう

長く家にこもりがちだった人の場合、人前に出るようになるとストレスを感じる機会が増えます。上手なストレス解消法を身につけておきたいものです。ただし「ストレスを解消しなくてはダメだ」と思い詰めると逆効果なので、強迫症を忘れる時間をもつよう心がけるといいでしょう。ウオーキングのような軽い運動も、考えすぎの防止に役立ちます。

また、うつ病を併発している人は特に、早起きを心がけることで生活リズムが整い気持ちが外に向きやすいといわれます。

## COLUMN 5

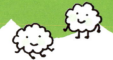

**強迫症が気になる方へ**

## 強迫症を描いた映画やドラマ、小説があります

　強迫症を描いた作品を観ることも、病気の理解の助けになるかもしれません。

　例えば、アメリカの大富豪のハワード・ヒューズが強迫症だったことは、有名な話。アメリカ映画『アビエイター』で、その半生が描かれています。同じくアメリカ映画の『恋愛小説家』は、強迫症に悩む主人公の小説家をジャック・ニコルソンが好演し、人気を博しました。

　アメリカのテレビドラマ『名探偵モンク』の主人公、元刑事のモンクは、汚染への恐怖のほかにも実にさまざまな強迫症状を抱えています。

　小説『イン・ザ・プール』（奥田英朗著／文春文庫）など、風変わりな精神科医の伊良部一郎が主人公の人気シリーズにも、ユニークな強迫症の患者さんが登場します。ドラマ化や映画化もされています。

PART 5

# 家族や身近な人が強迫症だったら

この章では、強迫症の人に対して家族がどう接すればいいのか、
治療をどう支えればいいのかみていきます。
求められる対応は一人ひとりで異なりますが、
あなたの大切な人にあった対応を探すヒントにしてください。
併せて、職場の人にお願いしたい対応もご紹介します。

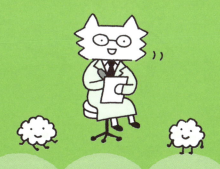

PART5　家族や身近な人が強迫症だったら

# 家族も一緒に苦しんでいます！

強迫症の人の家族は、
つらい思いをすることが多いようです。
症状に巻き込まれることもあるし、
大切な夫や妻、子どもが混乱し続ける姿を
目の当たりにしなくてはいけないし…。
嵐の渦中にいるのは、家族の皆さんも同じですね。

> 自分を責めてしまうこともあるようです。でも、ご家族が悪いわけではありませんよ。

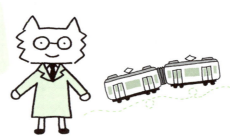

## 家族はさまざまな葛藤を抱えています

　マスコミで取り上げられることが増えたためか、近年は、戸締りに30分かけるとか、手洗いが止まらないといった話を聞き、すぐに強迫症を思い浮かべる人は増えているようです。

　とはいえ、家族の強迫行為を目の当たりにすると、やはり大きな衝撃を受けるものです。動揺し、冷静に対応するなど出来ないのも無理はありません。

　強迫行為を止めようとして本人とさんざん衝突し、疲れ果て、あるいはたび重なる巻き込みにキレてしまい、受診を勧めても本人が行きたがらないことに業を煮やして、代わりに病院に行く。そこで病気の説明を受け、感情的に非難していたこと、巻き込まれていたこと、本人に告げずに受診したことに罪悪感を抱く…。そんな姿も見られるといいます。

## 家族が先に気持ちを切り替えてください

　でも、**自分を責めないでほしいものです**。強迫行為の最中の本人は嵐に飲み込まれているようなもの。家族は、大切な人のそんな姿を見かねて、一緒に渦中に入ってしまったのでしょう。治療は進歩しており、**よくなる人は増えています**。強迫症の人のことを思って医療機関に相談することは、家族として適切な判断です。気持ちを切り替えて、改善への歩みをどう支えるか考えてみましょう。

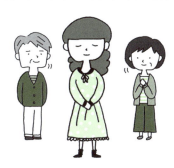

PART5　家族や身近な人が強迫症だったら

# やさしさが症状を悪化させてしまいます

あらためて巻き込みのメカニズムをみてみましょう。
強迫症には、自分と同様に、
または自分に代わって強迫行為をさせるなど、
家族を振りまわす「巻き込み型」がありましたね。
家族が巻き込まれると、強迫症の悪循環が強固になって
症状が悪化しやすくなります。

巻き込みがひどくなると、共倒れになってしまう心配もあります。

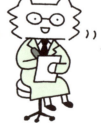

# 家族が強迫行為に協力すると…

「巻き込み型」は、さまざまな方法で文字どおり家族を巻き込みます。

帰宅後は自分と同じように手を洗ってほしい、自分の手洗いに立ち会って「清潔になったよ、大丈夫」と保証してほしい、ドアノブに触りたくないのでドアの開け閉めを代わりにやってほしい、先回りしてドアを開けっぱなしにしてほしい…。お願いに応えて家族が手を貸していると、強迫症の人は毎回、協力を求めずにはいられなくなります。また先回りをしてもらって不安の対象が遠ざかると、その対象がさらに苦手になってしまう様子が見られます。そうして巻き込みはますます強くなります。

強迫症の人の気持ち
- 強迫観念が起こるのは嫌だ
- 強迫行為をしたくない
- 不安や不快感を何とかしたい

↓

- 家族に先回りしてもらい強迫観念が起こる状況にならないようにする
- 家族に代わりにやってもらい、自分では強迫行為をしなくて済むようにする
- 家族に保証をしてもらう
- 家族にも自分と同様に強迫行為をしてもらう

↓

- 先回りをしてもらうことで不安の対象がさらに苦手になり、ますます頼むようになる
- 家族に強迫行為をやってもらったり、保証してもらったりすることで一時的に不安や不快感が収まり、毎回、協力を頼むようになる

↓

- さらに巻き込むようになる
- 家族が疲れてしまう

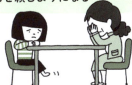

PART5 家族や身近な人が強迫症だったら

# 家族はどのようなことを心がければいいのでしょうか

強迫症に苦しむ人を支えるには、家族はどうしたらいいのでしょうか。
心がけたいポイントをまとめました。
ただし「何が何でもこのとおりにやらなくては」と
思い詰めないでくださいね。
皆さんの緊張がご本人にも伝わってしまうし、
何より皆さんが疲れてしまいます。

なんとかしてあげたい…。その温かい思いが何よりの助けになりますよ。

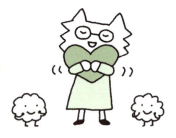

## 家族ぐるみで病気を理解することが第一歩です

　家族が強迫行為に協力的だと、巻き込みが起こり悪循環が強まる危険があります。反対に批判的すぎて、いちいち「何やっているんだ」「やめなさい」とキツく言ってしまうようだと、本人を追い込んでしまい、隠れて強迫行為をするようになったり、かえって症状が強くなったりする心配も生じます。バランスがむずかしいですね。

　**適切な対応をするためにも、家族はまずこの病気を理解しましょう**。強迫症の本を読む、保健所などの窓口に相談する…。治療を開始している場合、家族に向けた心理教育の機会があれば、ぜひ受けたいものです。患者さん本人と治療者の許可を得て治療に立ち会うことも理解の助けになります。家族の会も各地で立ち上がっているので、参加するのもいい方法です。

## 強迫症の人を支える家族の心得とは

　適切な距離を保ちながら強迫症の人を支える心得としては、次のようなものが挙げられます。

- 強迫行為を手伝わない
- 批判、非難、無視をせず、落ち着いた態度で耳を傾ける
- 感情に飲み込まれない
- 温かい態度は崩さず、でもしっかり線引きする
- 症状の変化をいちいち指摘しない。でも改善した点は認めて褒める

病気を理解することと並行し、頭の片隅においてください。

PART5　家族や身近な人が強迫症だったら

# 巻き込まれないためには どうしたらいいでしょう

巻き込まれるなといわれても、どうしていいか困ってしまいますね。
実際に、「強迫行為を一緒にしてほしい」「大丈夫と言って」
と頼まれて、いっさい手を貸さないでいられる人は
数％しかいないともいわれます。
どうすればいいのでしょうか。

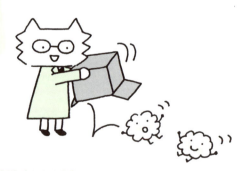

断るには勇気が必要です。むずかしいことですが、ご本人のためですよ。

## 「これ以上はできない」のラインを設定しましょう

　巻き込まれないようにするといっても、家族が突然「ダメ」とはねつけては、強迫症の人は驚いてしまいます。
　そこで本人と話し合い、あらかじめ、**これ以上はできないという家族の限界ラインを決める**ことが勧められています。「私たちも困っているから、これ以上はできないよ」「疲れちゃうから〇回が限界だよ」という言い方をするといいようです。そして実際に強迫行為の協力を頼まれたときは、「それは手伝えないよ」と、**やさしくきっぱりと断ります。**

## 安全確保を第一に。非難、無視は避けましょう

　強迫症の人が要求を通そうとして、暴力に訴えるケースも見られます。それに力で対抗してもいいことはありません。暴力的になったときは、家族は**安全な場所まで離れてクールダウンを待ちましょう。**
　くどくど理屈を並べて手伝いを求める人もいます。うんざりしてしまうかもしれませんが、**病気が言わせていることです。**無視や「うるさい！」などと態度を荒らげることは控え、やはり「それはできないよ」と話すといいでしょう。保証を求められたときも同様に、「私はわからないよ」と話します。
　**巻き込みから抜け出す段階では、本人が一人で行なっている強迫行為に関しては干渉しないこと**もコツだといわれます。干渉しすぎると、症状がこじれることがあります。見て見ぬふりをするか、それがむずかしいなら別の部屋に移動するといいですね。

PART5　家族や身近な人が強迫症だったら

## 5

# 強迫行為には、どう対応したらいいでしょう

強迫行為に没頭する姿を見たとき、家族は「巻き込まれないこと」以外に、どのような点に注意すればいいのでしょうか。
まずは本人を追い詰めないことが基本です。
対応に迷ったら、専門家に相談しましょう。

とっさに「何やってるの!?」と、声を張り上げてしまいますが…。

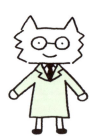

### とことんやっても納得はしません

　強迫行為をする姿を見た家族が、本人をキツく叱ったり、手を押さえつけて止めたり、「そんなことやったって意味がない」と否定したりすることは多くあります。でもこれらは往々にして本人を追い詰め、こじらせやすい対応です。できる限り控えましょう。

　また、「とことんやれば納得するだろう」と考える人もいるようですが、いつまでも納得できないのがこの病気です。「気が済むまでやりなさい」といったアドバイスは避けるべきです。どうしても口や手を出しそうなときは、距離をおいたほうがいいでしょう。そして落ち着いてから、本人の話に耳を傾け、つらい気持ちに寄り添うようにします。今後のことを話し合ってもいいかもしれません。その際、強迫行為についてむし返して批判することは避け、本人が話したがらない場合、追及は控えましょう。

　対応に困ったら、やはり早めに**精神科医や、精神保健福祉センターなどの専門家に相談すること**が勧められます。

### 受診を促すにはコツがあります

　本人の受診を促すときは、落ち着いている時間を見計らって、穏やかな態度を崩さないこと。p.098のコラムも参照してください。
「いい加減、病院に行きなさいよ！」はNG。「私たちは困っているのだけれど、どうしたらいい？」と、**本人に判断をゆだねるような言い方にする**といいようです。

PART5 家族や身近な人が強迫症だったら

# 治療を支えるには、どうしたらいいでしょう

家族が応援に熱心なあまり、治療の主役の座を本人から
奪ってしまうケースもあるようです。
治療の成果をせかしてしまうことも。
距離のとり方は本当にむずかしいものですね。
ほどよい距離を保つには、
家族自身が病気以外のものに目を向けるといいようです。

ヤキモキして口を出したくなっちゃいますね。でも、今は見守って。

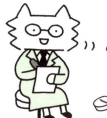

## 治療の主役は本人。家族は伴走者です

　治療が始まると、「薬は飲んだ？」「認知行動療法の宿題はやった？」「症状は良くなった？」「こうしないとダメじゃない」など言いたくなりますが、**治療への過干渉はやめましょう**。治療の主役は本人。家族は伴走者です。その線引きをはっきりとしたうえで、本人が落ち込んでいるときは話を聞き、改善したことについては一緒に喜びたいものです。

## 家族が楽しみをもつことはお勧めです

　家族にとっても一番の関心事が強迫症状になってしまっている、ということもあるようです。そうなると家庭が息苦しくなってしまいます。
　**家族は、従来どおりの生活を心がけましょう。家族がリラックスの時間をもつことも大事。また本人と病気以外のことでのコミュニケーションを多くとりたい**ものです。「夜は何食べたい？」「この番組、面白いね」と、当たり前の会話を心がけてください。
　**家族共通の楽しみをもつことも非常に有効**。「家族でスキーに行こう」などと目標をもてば、話題も増えるし治療へのモチベーションも上がります。

- まだ手洗いがやめられないの？
- その治療で本当に効果があるの？
- ちゃんとやらないとダメじゃない！

- 手洗いの回数が減らせたね！
- いい調子だね！
- がんばってるね！

PART5　家族や身近な人が強迫症だったら

# ❼ 子どもの強迫症は、専門家に相談することが大切です

子どもに強迫症のような症状が見られても、家庭では判断がつかないもの。
育児書を読んだりネットで調べたりする人が多いのではないでしょうか。
それで解決するならいいのですが、そうでなく、
お母さんやお父さんの不安が拭えないのなら、専門家に相談を。

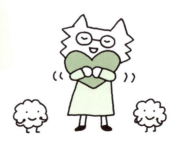

お子さんの様子が気になるときは、一人で抱えようとせず専門家に相談してくださいね。

## 一度、接し方を振り返ってみましょう

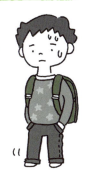

強迫症は育て方のせいとはいえませんが、「強迫症の子どもの両親には、**子どもが自分で考えて行動することをよしとしない傾向が見られる**」という指摘があります。ひんぱんに「こうしなさい、そんなんじゃダメだ、もっとがんばれ」と言われる、あるいは、なんでも親が手を貸して、あるとき突然、自分の手に余るようなことをしなくてはいけなくなる…。こんな状況がいい影響を及ぼさないことは、想像できますね。

お子さんに強迫症のような症状が見られたら、**接し方を振り返ってみてもいいのでは**ないでしょうか。今まで手を出していたことを、お子さん自身に任せてみる、失敗しても批判せずがんばりを認めるという態度を心がけると、改善が見られるかもしれません。

## 改善しない場合は相談しましょう

小さい子どもの場合、強迫症のような症状が見られても、成長するなかで自然に落ち着くことがあります。しかし症状が長引くと、その年齢で経験しておきたいことが経験できなくなる可能性があります。多彩な刺激を受けられなかったり、集団生活に入れなかったり…。

お子さんの様子をていねいにみて、おかしいなと思ったり、一般的な子育ての相談先に相談しても解決しなかったりしたときは、**児童精神科など子どものメンタルヘルスの専門家に相談しましょう**。

# PART5 家族や身近な人が強迫症だったら

# 大人が連携し学校生活を支えましょう

強迫症のために学校生活がうまくいかなくなり、
不登校になってしまうことも心配ですね。
学校生活を支えるには、家庭と学校、
スクールカウンセラーとの連携が欠かせません。
ときには声を出して、学校に協力を求めていく必要がありそうです。

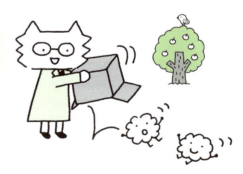

強迫症は珍しくない病気。それを思い出して、協力を求めてください。

## いじめや勉強の遅れの原因になることがあります

　強迫症状が原因で勉強が遅れたり、いじめや、からかいの対象になってしまったりするケースはあります。授業中に儀式を行なって、音を立てたり着席できなかったりすることを叱ってしまう教師もいるようです。

　子どもの学校生活を支えるには、家庭と学校の協力が不可欠です。それには**学校関係者に強迫症を知ってもらうことが大事**。現在は**スクールカウンセラーの配置が進んでいます**。相談し連携して強迫症の子が生活しやすい環境を整えたいものです。強迫症は50〜100人に1人いるといわれる病気。全校で数人はいると考えられます。「うちの子だけのために、こんなことをお願いしていいのだろうか」と考えず、必要なときは声を出してください。

### 学校に伝えたいこと（例）

- 強迫行為のために遅刻したり、教室の移動が遅くなったりすることがあると、知ってください。
- 授業中に強迫症状が出たとき、教室からいったん外に出ることを認めてください。また、フォローしてください。
- テストや課題、宿題が時間内に終わらないこともあると知ってください。発表者として指名するときは配慮してください。
- 強迫行為のせいでいじめられていないか、気を配ってください。
- 実名は避けて、ココロの病気について学校で授業をしてください。

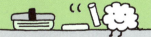

PART5 家族や身近な人が強迫症だったら

## 9 仕事は辞めたほうが いいでしょうか

症状のせいで、仕事がしにくくなることがあります。
「辞めたほうがいいのかな？ 迷惑もかけているし…」
と考えることも出てくるかもしれませんが、
状況が許すのであれば仕事は辞めたくないもの。
自由な時間ができると、強迫行為に没頭しやすくなってしまいます。

仕事を続けるか辞めるか、むずかしいですね。かかりつけ医とも相談を。

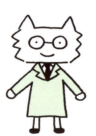

## 余裕ができても症状が改善するとは限りません

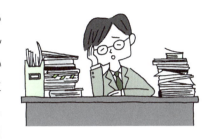

　かんたんな書類1枚を読むのに何十分もかかってしまい仕事がはかどらない、なんでも聞き返してしまうから社内で浮いている…。このように、強迫症のために職場にいづらくなったという人はいるものです。「仕事から離れてゆっくり休んではどうか」などと、上司や同僚から退職や休職を勧められた人もいるかもしれません。

　病気を抱えて仕事を続けるのは、本当に大変です。でも、会社を辞めると人目も目標もなくなり、時間的な制限もなくなる分、**強迫行為に歯止めがかからず没頭してしまうようになる**とは、多く聞かれる言葉です。

## 上司やカギとなる人に相談しましょう

　本人の症状や職場の状況にもよりますが、上司や人事担当者に相談し、可能なら**今までどおり就労は続けたいもの**。入院での治療を受けるにも、辞めずに有給休暇や社内制度を活用したいところです。会社が契約している精神科産業医がいれば、相談してみるのもいいでしょう。

　病気をオープンにするかどうかは職場の雰囲気や人間関係しだいですが、直属の上司や一緒に仕事をしている同僚などの**キーパーソンには伝えておいたほうがよさそうです**。本人が一生懸命に治療しているとわかると応援する気持ちも増しやすいので、適宜、治療の状況を伝えるといいかもしれません。

PART5 家族や身近な人が強迫症だったら

# 職場の強迫症の人を どう支えればいいでしょう

会社の同僚や部下が強迫症らしいと感じ、
対応に迷っている人のために、
接し方のヒントをまとめました。
何よりお願いしたいのは、強迫症という病気を知ること。
長い目で見守ってください。

上司や同僚の方がこの本を手に取ったことで、救われる人がいるはずです。

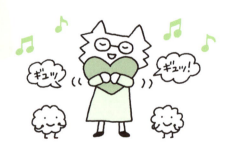

## 病気と人間性を分けて考えてください

　一緒に働く人にとって、強迫症の人は「面倒な人」かもしれません。でもぜひ理解してほしいのが、何度も確認したり、突然立ちつくしたり、一心不乱に整理したりするのは、すべて病気の症状だということです。

　強迫症になる人は、責任感が強く仕事に手を抜かないタイプが多いといわれます。これらは社会人にとって大切な資質です。病気が治れば、仕事で活躍する機会もあるはず。それを信じ症状の改善を待ってほしいものです。

## 病気を知ってください

　本人が病気について相談してきたら、温かい態度で耳を傾けてください。反対に本人が話したがらない場合は、追及する態度は控えて、「何か困っていない？」と声をかけます。そのうえで事情をよく聞いて、可能な範囲で本人が負担を感じずに済むような環境を工夫してください。

　ただし、いたずらに症状を引き出さないよう、例えば汚染への恐怖を抱くタイプなら、ほかの社員はむやみにその人の物に触らないなど配慮をする場合、p.137の「巻き込み型」の説明にある先回りのような強迫行為の協力にならないよう、注意をしてください。

　代行や保証も禁物です。「遅刻してもいい」「休んでもいい」もNG。強迫行為の時間を長引かせることになりかねません。これらを避けるためにも、やはり病気を知ることから始めてください。

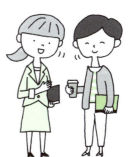

# COLUMN 6

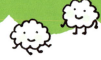

就職を考えている方へ

## ゆっくり歩みを進めましょう

　病気のために就職できない人、仕事を辞めてしまった人にとって、就職活動や再就職活動は勇気がいることです。「社会復帰しなくては」という焦りが就活のストレスに加わって、症状が再発してしまうこともあるようです。

　社会復帰は、ゆっくり段階的に進めることがコツです。いきなり負担を増やさず、最初は短時間のアルバイトやパートから始めたほうがいいかもしれませんね。症状によりますが、できれば外に出て人とかかわる仕事を探すことが勧められます。

　ハローワークのなかには、障害者の就労について専門スタッフが支援を行なっているところもあります。インターネットでの職探しも可能。障害者という言葉に抵抗を感じるかもしれませんが、一度、サイトをのぞいてみるのもいいのではないでしょうか。

# ふろく

- 強迫症の自己チェックリスト…p.156
- 主な相談先リスト…p.159

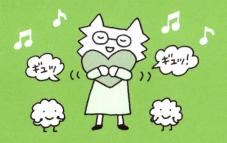

# 強迫症の自己チェックリスト

イギリスのモーズレイ病院で1970年代に開発された自己記入式の質問票です。
記入してみて強迫症が疑わしい場合は、相談や受診を考えてはいかがでしょうか。また自分の状態を把握するために、ときどきチェックするのもいいでしょう。
質問票は下記よりダウンロードできます。
https://www.shoeisha.co.jp/book/download/9784798152417

## モーズレイ強迫検査　邦訳版

「はい」か「いいえ」の（　）に○印をつけてください。質問の意味を深く考えたりせずに、思った通りに素直に答えてください。

|   |   | はい | いいえ |
|---|---|---|---|
| 1 | 不潔だと思うので、公衆電話は使わないようにしています。 | （　） | （　） |
| 2 | いやな考えに取りつかれて、それからなかなか離れられません。 | （　） | （　） |
| 3 | 私は、人一倍正直であろうと心がけています。 | （　） | （　） |
| 4 | 何事も時間通りにできないためだと思いますがよく遅れてしまいます。 | （　） | （　） |
| 5 | 動物に触れるのがあまり汚いとは、思いません。 | （　） | （　） |
| 6 | ガスの元栓や、水道の蛇口、ドアの鍵などを閉めたかどうか何度も確認しないと気がすみません。 | （　） | （　） |

次のページへ続く➡

|    |                                                          | はい | いいえ |
|----|----------------------------------------------------------|------|--------|
| 7  | 私は、非常に融通のきかない人です。                       | (　) | (　)   |
| 8  | 毎日のようにいやな考えが意志に反してわき上がってきて困っています。 | (　) | (　)   |
| 9  | 偶然、誰かとぶつかるかどうかと過剰な心配をすることはありません。 | (　) | (　)   |
| 10 | 日常の何でもないことをしていても、これでいいのかとひどく疑問に思ってしまいます。 | (　) | (　)   |
| 11 | 私は子供の頃に、両親はどちらも特に厳しくはありませんでした。 | (　) | (　)   |
| 12 | 何度も繰り返してやり直さないと気がすまないので仕事が遅れることがあります。 | (　) | (　)   |
| 13 | 石鹸は普通の量しか使いません。                           | (　) | (　)   |
| 14 | 私には不吉な数字があります。                             | (　) | (　)   |
| 15 | 手紙を出す前に、何度も相手の住所や名前を確認することはありません。 | (　) | (　)   |
| 16 | 朝の身支度にそれほど時間はかかりません。                 | (　) | (　)   |
| 17 | 私はそれほど潔癖症ではありません。                       | (　) | (　)   |
| 18 | 細かいことまで、あれこれ考えすぎて困っています。         | (　) | (　)   |
| 19 | 手入れのいきとどいたトイレなら何のためらいもなく使うことができます。 | (　) | (　)   |
| 20 | いま困っていることは何度も確かめないと気がすまないことです。 | (　) | (　)   |
| 21 | バイ菌や病気などのことは特に気になりません。             | (　) | (　)   |
| 22 | 私は何度も確かめる方ではありません。                     | (　) | (　)   |
| 23 | 日常生活をどのように行うかを厳密に決めてはいません。     | (　) | (　)   |

次のページへ続く➡

|  | はい | いいえ |
|---|---|---|
| 24　お金に触れると手が汚くなるとは思いません。 | ( ) | ( ) |
| 25　普通の時に、数を確認しながらすることはありません。 | ( ) | ( ) |
| 26　朝の洗面に時間がかかります。 | ( ) | ( ) |
| 27　多量に消毒剤を使うことはありません。 | ( ) | ( ) |
| 28　何度も確かめるので、毎日ひどく時間がかかってしまいます。 | ( ) | ( ) |
| 29　帰宅後、服をかたづけるのにあまり時間はかかりません。 | ( ) | ( ) |
| 30　いくら慎重に行ったところで、うまくいかないと思うことがあります。 | ( ) | ( ) |

（出典）『精神医学 37巻3号』「強迫性障害に対するMaudsley Obsessional Compulsive Inventory（MOCI）邦訳版の有用性について」吉田充孝、切池信夫、永田利彦ほか（株式会社 医学書院 1995年刊／Page291-296）

1、2、3、4、6、7、8、10、12、14、18、20、26、28、30の質問では「はい」が1点、それ以外の質問では「いいえ」が1点として計算してみましょう。

### 合計13点以上で、強迫症が疑われます。

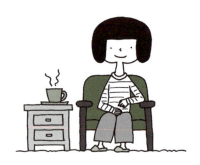

# 主な相談先リスト

インターネットで検索し、最寄りの相談先を探してください。

### 地方自治体の支援

- 地域の保健所：心の健康に関する相談事も、医師や精神保健福祉士、保健師ら専門職が面談や電話で対応してくれます。
- 精神保健福祉センター：都道府県や政令指定都市ごとにあります。規模によりますが医師、精神保健福祉士、臨床心理技術者などの専門職が相談に応じてくれ、地域の精神科に関する情報も得られます。
- 地域活動支援センター、相談支援事業所：市町村の事業で、多くは民間に委託されています。人間関係や仕事など、生活上の悩みについての相談に応じてもらえるほか、活用できる制度やサービスなどの情報が得られます。

### 医療機関を探すなら

- OCD研究会のサイト「小さなことが気になるあなたへ」（監修者：上島国利）内で、強迫症にくわしい地域の医療機関を検索できます。（http://ocd-net.jp/）
- 厚生労働省のサイト「知ることからはじめよう みんなのメンタルヘルス」の、「治療や生活へのサポート」に進むと、ココロの病気に関する相談先や医療機関がくわしく紹介されています。（http://www.mhlw.go.jp/kokoro/）

### 情報を集めるなら

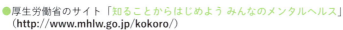

- 厚生労働省のサイト「知ることからはじめよう みんなのメンタルヘルス」（http://www.mhlw.go.jp/kokoro/）
- OCD研究会のサイト「小さなことが気になるあなたへ」（http://ocd-net.jp/）
- 厚生労働省のサイト「こころもメンテしよう～若者を支えるメンタルヘルスサイト」主に10代・20代向け。（https://www.mhlw.go.jp/kokoro/youth/）

### 仲間を見つけるなら

強迫症の患者会や家族会があります。「OCD」「患者会」をキーワードに検索を。

**[監修者プロフィール]**

**上島国利（かみじま・くにとし）**
昭和大学名誉教授。OCD研究会主宰「小さなことが気になるあなたへ」監修者。1940年生まれ。慶應義塾大学医学部卒業。杏林大学医学部教授、昭和大学医学部教授、国際医療福祉大学教授を歴任。現在も都内を中心に診療にあたるほか、講演、執筆などで活躍。日本うつ病学会初代理事長。1999年には強迫症の研究や啓発を目的とした「OCD研究会」を発足。『よくわかる強迫性障害─小さなことが気になって、やめられないあなたへ』（監修／主婦の友社）、『強迫性障害を乗りこえる！ 最新治療と正しい知識』（日東書院本社）、『こだわりからぬけられないの』（監修／大月書店）など、強迫症に関する一般向け著書、監修書を上梓している。

**[著者プロフィール]**

**松田慶子（まつだ・けいこ）**
健康雑誌の編集者を経てフリーライターに。医療、健康、育児、環境問題をテーマに、雑誌やウェブなどで執筆。

| | |
|---|---|
| 装丁・本文デザイン | 白畠かおり |
| 本文DTP | 平野直子 (株式会社 デザインキューブ) |
| カバー・本文イラスト | ユカワアキコ |

---

## 本人も家族もラクになる 強迫症がわかる本
### ココロの健康シリーズ

2017年8月10日 初版第1刷発行
2025年2月20日 初版第4刷発行

| | |
|---|---|
| 監　　修 | 上島 国利 |
| 著　　者 | 松田 慶子 |
| 発行人 | 佐々木 幹夫 |
| 発行所 | 株式会社 翔泳社（https://www.shoeisha.co.jp） |
| 印刷・製本 | 株式会社 広済堂ネクスト |

Ⓒ2017 Keiko Matsuda

本書は著作権法上の保護を受けています。本書の一部または全部について（ソフトウェアおよびプログラムを含む）、株式会社翔泳社から文書による許諾を得ずに、いかなる方法においても無断で複写、複製することは禁じられています。
本書へのお問い合わせについては、002ページに記載の内容をお読みください。
造本には細心の注意を払っておりますが、万一、乱丁（ページの順序違い）や落丁（ページの抜け）がございましたら、お取り替えいたします。03-5362-3705までご連絡ください。

ISBN978-4-7981-5241-7　　　　　　　　　　　　　　　　　　　　　　　　　Printed in Japan